いつまでも消えない痛みの正体

「痛みの悪循環」を
抜け出せば
ラクになる

愛知医科大学病院副院長・
学際的痛みセンター長
牛田享宏

青春出版社

はじめに

ある程度の年齢になると、多くの方が、腰、膝、肩、首など、体のどこかにいつまでも治らない痛みを感じるようになります。骨折や捻挫、脳卒中や糖尿病など、ケガや病気、手術をきっかけに痛みが出てくることもあれば、まったく原因がわからないのに痛みが続いていることもあります。

とにかく、どこかがいつも痛いというのは、嫌なものです。体は動かしにくくなるし、気持ちは落ち込みます。好きな趣味ができなくなる人や、仕事に支障が出てくる人もいるでしょう。

痛みには、大きく分けて、急性疼痛《とうつう》と慢性疼痛の2つがあります。急性疼痛は、ケガや病気で組織が傷つくことで起きるもので、組織が治れば痛みもなくなります。これに対して、組織が治ったあとも痛みだけが消えないのが、慢性疼痛です。目安として、3か月以上続く痛みです。

一体なぜ、組織が治ったあとも痛みだけが残ってしまうのでしょうか。

その大きな原因のひとつが、脳にあります。脳が痛みの信号を記憶してしまい、ちょっとしたことでその記憶が呼び起こされるたびに、痛みが発生してしまうのです。

人は痛みを感じると、どうしてもその部分を動かさなくなります。すると関節や筋肉が固まってきて、血流も悪くなります。そして、気持ちも落ち込み、うつっぽくなる。すると、余計に痛みを感じやすくなって痛みが強くなるという、痛みの悪循環に陥ってしまうのです。

こうなると、投薬や湿布、牽引《けんいん》や温熱療法、ブロック注射などさまざまな治療を行っても、それだけではなかなか良くなりません。ぐるぐると回り出してしまった痛みの悪循環をどこかで断ち切って、快方へと向かっていく逆の流れを作っていかない限り、慢性疼痛がラクになることはないのです。

しかし、こうした慢性疼痛のメカニズムを正しく理解して対応している痛みの専門医は、日本にはまだまだ少なく、大勢の患者さんが、何件もの病院を渡り歩いているのが現状です。

私は、若い頃から整形外科医の仕事に従事しながら、痛みに興味を持ち、研究を続けてきました。現在は、愛知医科大学附属病院の学際的痛みセンターで、痛みの専門医として、日々、たくさんの慢性疼痛の患者さんたちと接しています。

そうした私の経験をもとに、慢性疼痛に関する正しい知識と、痛みの悪循環を断ち切るヒントを、本書にまとめました。

第1章では、慢性疼痛のメカニズムについて解説し、第2章では、脳に働きかけることで痛みの悪循環を断ち切る方法、第3章では、体に働きかけることで痛みの悪循環を断ち切る方法を提示しています。さらに、第4章と第5章に、患者さんに知っておいていただきたい、慢性疼痛の知識や新しい情報を集めました。

本書に目を通していただき、第2章と第3章を参考に、できるところから対処法にトライしていただくことで、きっと皆さんの慢性疼痛はやわらいでくるはずです。

痛みを完全になくすことはできないかもしれませんが、1人でも多くの方に少しでもラクになっていただき、痛みに振り回されない充実した毎日を取り戻していただけるよう、心から願っています。

第1章 慢性的な痛みは脳が感じている

第2章　脳に働きかけて慢性疼痛を克服する

第3章 運動で痛みの悪循環から抜け出す

第4章 ケガや病気が治っても、なぜ「痛い」のか

第5章 慢性疼痛治療の今とこれから

第1章

慢性的な痛みは
脳が感じている

日本人の5人に1人は、慢性疼痛に悩んでいる

「痛み」といえば、ケガで体に傷を負ったり、病気で内臓が弱ったりしたときに、体の組織が傷つくことで感じるものだと思っている人が多いのではないでしょうか。

こうした痛みは「急性疼痛《とうつう》」といって、いつまでも長引くことはありません。組織が修復すれば、痛みも自然と治まります。

それとは別に、ケガや病気は治ったはずなのに、あるいは、これといった原因がわからないのに、3か月以上長く続く痛みがあります。これが、本書のテーマである「慢性疼痛」です。

慢性疼痛は、普通であれば治っているはずなのにいつまでも感じる、ちょっと不可思議な痛みです。たとえば、手首を骨折したあと、骨はもう完全に治っているけれど、どういうわけかいつまでも手首がじんじんと痛むなど、痛みの期間が組織の修復の期間を超えます。

実際、このような慢性疼痛は決して珍しい痛みではなく、現在日本では、約２００0万人以上の人が、何らかの慢性疼痛で苦しんでいるというデータもあります。この数字はデータのとり方によって変わってきますが、およそ5〜6人に1人は、慢性疼痛を抱えているということになるのです。

では、日本では、どんな慢性疼痛に悩まされている人が多いのでしょうか。

20歳以上の男女を対象に、慢性疼痛の保有率と、慢性疼痛の治療実態を調査したデータによると、痛みが続いている部位のトップは腰で、約64パーセントに上ります。続いて肩が約47パーセント、膝が約25パーセント。首・喉、背中がどちらも約20パーセントで、そのほかの部位はすべて10パーセント台以下です。

つまり、慢性疼痛の部位としては、腰と肩がダントツで多いことがわかります。痛みの原因疾患別に見ても、第1位は腰痛で約55パーセント。続く四十肩・五十肩・肩こりが約27パーセント、頭痛・片頭痛が約20パーセントで、関節炎が約12パーセントと続きます。

このデータを見ただけでも、なかなか治らない慢性の腰痛に悩んでいる人が世の中にはたくさんいて、毎年ものすごいお金とエネルギーが治療に使われていることがわかるでしょう。

　では、そうした痛みに対して、どんな治療がなされているのでしょうか。

　私も所属している日本整形外科学会の運動器疼痛対策委員会が調査したデータによると、運動器の痛みのために受けた治療は、約75パーセントの人が投薬治療で、圧倒的な数に上ります。続く神経ブロック注射は、約16パーセントです。腰や肩や膝の慢性痛が続く人は、多くが整形外科に行って、飲み薬や湿布薬をもらって帰ってくるわけです。

　問題はこのあとです。整形外科でのこうした治療の結果、患者さんはどれくらい満足しているのかを調べた厚生労働研究班の調査があります。それによると、「非常に満足している」は、なんと、わずか4パーセントに過ぎないのです。

「やや満足している」と合わせても、「満足している」人は、全体の約3分の1です。そのほか、「非常に不満」と「やや不満」を合わせると約5分の1弱、「どちらともいえない」人も約3分の1に達しています。

要するに、病院での治療に対する患者さんの満足度は、残念ながらとても低いのです。なぜこんなことになってしまうのでしょうか。少なくとも、今の一般的な整形外科で広く行われている治療では、慢性疼痛に十分対処しきれていないことは確かでしょう。

多くの患者さんが病院を渡り歩いている

では、首や腰に慢性疼痛を抱えている患者さんが、一般的な整形外科に行くとどうなるのか、典型的なパターンを見てみましょう。

まずレントゲンを撮って「ちょっと骨の隙間が狭くなっているのでヘルニアみたいになっていますね。じゃあ、牽引《けんいん》でもしておきましょうか」という話になります。

牽引治療は、首や腰を引っ張って、首や背骨に連なる骨と骨の間の圧迫やずれを調整する治療法です。いわばストレッチのようなものですから、患者さんはやっている間は気持ち良くて、何回か続けるうちに治ったかなと思って通院をやめます。

でも、またしばらくすると同じように首や腰に痛みが出てくる人がかなりの数に上ります。それで今度は別の病院に行ってみると、やっぱりレントゲンを撮って、牽引でもやりますか、という話なる。首や腰の慢性疼痛を抱えている方の多くは、その繰り返しを続け、病院を転々と渡り歩いていると思われます。

牽引以外にも、超音波をあてて温める治療法や、電気刺激を流す治療法を提案されて、なんとなく続け、良くなったり悪くなったりを繰り返している人、膝関節が痛くなってヒアルロン酸注射を繰り返している人も少なくないでしょう。

患者さんにしてみれば、どうしてちゃんと通院しているのに良くならないのか不安に思われるかもしれませんが、実はそもそも、これらの治療法で完全に痛みがとれる人は少ないことがわかっています。

厚生労働省の「慢性の痛み政策研究事業」で作った『慢性疼痛治療ガイドライン』というものがあります。私も制作に参加したのですが、この本では、慢性疼痛の患者さんに対して行われている一般的な治療法を紹介し、そのエビデンス評価も行っています。

そこにも記載してありますが、実はこれらの治療法のエビデンスは、あまり高いとはいえません。温めたり電気を流したりすると、そのときは良くなります。でも、中長期的に治るかといえば、治る人は少ない。ヒアルロン酸注射も同様です。一般的に、5回やって良くならない人は、それ以上続けても意味は乏しいでしょう。

ただし、牽引をしているときは体が伸びて気持ちがいいですし、温熱治療などそのほかの治療法も、〝治療を続けている〟という安心感や、いわゆるプラセボ効果で痛みが軽減される人もいます。一時的に良くなることで、それがきっかけとなって長期的に良くなってしまう人も中にはいます。ですから、エビデンスに乏しいからといって、こうした治療方法がすべて否定されるべきではありません。

とはいうものの、日本中にこれだけ慢性疼痛に悩む人が増えているということは、こうした治療法だけではなかなか良くならないということは間違いありません。それでも患者さんは、痛くなれば整形外科に行くしかなく、さまざまな治療法を試しては別の病院に行くということを、繰り返さざるを得なくなっているのです。

MRIやレントゲンで問題がなくても、痛いものは痛い

一般的に、首・肩・腰・膝などに慢性疼痛を持つ患者さんは、「きっとどこか骨に小さなひびが入っているか、関節がずれたり、すり減ったりしているはずだ」と、思われるようです。

実際には、痛みの原因は、骨がずれたりひびが入っているからとは限りません。慢性疼痛で悩んでいる患者さんの場合、そうでない人のほうがむしろ多いでしょう。

しかし、整形外科では、レントゲンに異常がないと、「骨はなんともありません。神経も大丈夫ですよ。あまり気にしないほうがいいですよ」などと言われて終わることが多いのが現状です。患者さんにしてみれば、大丈夫じゃないから来ているわけです。少なくとも、それだけ痛いのですから、「異常がない」とは言えません。

じゃあ、どうして痛いのか――。

結論から言うと、さまざまな理由が考えられます。本書でこれから解説していきま

すが、脳と記憶が原因になっていることもあれば、神経系統が誤作動を起こしていることもある。さらに、原因はよくわからないというケースも、実はかなりの数に上ります。

たとえば、私たち人間は、目の中にまつ毛が入っただけでも涙が出るほど痛いときがあります。なかなかとれなければ、痛みも長く続きます。もし体内でそれに近いことが起きていたとしても、ＭＲＩやレントゲンには映らないことは往々にしてあり得ます。だから、画像診断で痛みの原因がわからないことはたくさんあるのです。

医師は、どうしても画像の中で答えを探し、画像を直そうとしてしまいがちですが、それで痛みがとれる慢性疼痛の患者さんは、一部に過ぎません。

かつて私が、高知医科大学（現高知大学）医学部附属病院で整形外科医をしていたとき、教室の教授だった山本博司先生が、私を含めた若い医師たちに贈ってくださった言葉があります。それは、「画像を直そうとするな」です。側弯症《そくわんしょう》の大家としても知られ、日本整形外科学会の理事長も務められた山本先生は、「画像の影を直しても人は治らない。シャドウ・サージャリー（影の手術）をしてはいけない」とおっしゃっていました。

整形外科医の中には、ヘアラインという、髪の毛のように細い骨のずれや隙間も手術でぴったり埋めなければいけないと考えて、手術などの治療に挑んでいる先生もいます。でも、そもそも痛みの原因がそこになければ、画像を整えるように治療しても痛みがとれることはないのです。

皆さんの中にも、手術をしてレントゲンを見せられ、「骨はきれいになっているから、もう痛みは出ないはずです」と言われた経験のある方がいるはずです。しかし、レントゲン上の問題を治したところで、痛みがとれるとは限らないのです。

慢性疼痛は社会背景や人間関係とリンクしている

私もメンバーである国際疼痛学会（ＩＡＳＰ）では、慢性疼痛を次のように定義しています。

「急性疾患の通常の経過あるいは創傷《そうしょう》の治癒に要する妥当な時間を超えて持続する痛

み。3〜6か月以上持続する疼痛が妥当」

つまり、少なくとも半年以上続いている痛みは、慢性疼痛ということになります。

あるいは、加齢に伴う関節軟骨の摩耗や劣化により生じる変形性膝関節症のように、損傷部が治ろうとしても歩くたびに同じ部分をまた傷めてしまうため、急性疼痛が繰り返されて慢性疼痛の状態になってしまっている場合もあります。

実際には、慢性疼痛の場合、痛みが続く理由がよくわかっていないケースはたくさんあります。レントゲンやＭＲＩで撮影しても大した異常は見つからないのにいつまでも続く腰痛や肩の痛みをはじめ、脳梗塞や脳出血のあと、しばらく経ってから出てくる手足の痛み、検査では異常が見つからないけれど体のあちこちが痛くなる線維筋痛症など、実にさまざまです。

では、どうして私たちは慢性疼痛に陥ってしまうのでしょう。

その問いにひと言で答えることはできませんが、どんな人がなりやすいのかを探ることはできます。

たとえば、こんなデータがあります。日本で1万人規模で調べた慢性疼痛に関するものでの、骨や筋肉など体を動かす運動器の慢性疼痛に限った調査です。部位としてはやはり腰が一番多く、男女では、女性が多いという結果になりました。意外なポイントは、30代から50代が、高齢者よりも多いということです。

職業別では、専門職が一番多く、次いで事務職、アルバイトと続きます。反対に少ないのは、農業、林業、漁業などでした。

ざっくり言うと、デスクワーク系のいつもじっとしている仕事の人に多く、外へ出て体を動かす仕事をしている人には少ない傾向がありました。

また、都会が多く、田舎が少ない。フルタイムで忙しく働いている人のほうがなりにくく、働いていない人など、時間に余裕がある人のほうがなりやすい傾向も見られました。

あるいは、一世帯の同居人数と痛みが出る確率を調べた厚生労働研究班の調査では、慢性疼痛の発生率は、一人暮らしの人が27パーセントともっとも高く、次は夫婦二人暮らしで18・2パーセントでした。

こうしたデータを見る限り、慢性疼痛は社会背景や人間関係ともリンクしているであろうことが、うかがえます。そのあたりも含め、どんな人が慢性疼痛に陥りやすいのかは、第2章以降でより具体的にふれていきたいと思います。

痛みは極めて個人的、主観的な経験

ではここから、「痛み」とはどんなものなのか、私自身の経験も交えつつ、少しずつ探っていくことにしましょう。

実は「痛み」は極めて心理学的な問題です。ちょっとしたケガでも強い痛みを感じてしまう人がいれば、ほとんど痛みを感じない人もいるし、医学的には痛くなるはずがないのに痛みを感じてしまう人もいます。

医師としては、仮にまったく同じ体を持った人が、まったく同じケガをしたとしたら、まったく同じ痛みを感じると考えたいものです。そのほうが、治療方法は決めやすいし、薬の開発なども進めやすいからです。

実際には、痛みは個人によってかなり違います。同じ人であっても、ケガを経験したときの感情や状況、置かれている立場などによって、痛みの感じ方は違ってくるのです。

痛みの研究において有名な、ライオンに噛まれた宣教師の話を紹介しましょう。

スコットランドの宣教師で探検家でもあったリビングストンという人は、１８４０年、アフリカでライオンに襲われ、左腕にライオンの歯を11本も打ち込まれて骨が砕ける大けがを負いました。奇跡的に助かった彼は、そのときの体験をのちに著書で、自分はライオンに噛まれ、テリア犬やネズミのように振り回されたけれど、痛みや恐怖はまったく感じなかったと書いているのです。さらに、そうした感覚は、肉食獣に殺される動物の死の苦しみが軽くなるように、神様が工夫したものではないかとも書いていました。

さすがにライオンに噛まれたことがある人はいないと思いますが、痛いはずなのに痛くない経験をしたことがある人は、けっこういるのではないでしょうか。

実は、私自身もそうした経験があります。私の場合は交通事故でした。大学生のときにバイクに乗っていて、左から飛び出してきた軽自動車にスッ飛ばされたのです。

ふと見ると、膝から骨が見え、出血しています。私は血液型がＲＨマイナスなので、これはヤバいと焦りました。周りの人に「私はＲＨマイナスです！」と言い続けている間に救急車が来て大学病院に連れて行かれたのですが、その間、どういうわけかまったく痛みを感じませんでした。

はじめて痛みを感じたのは、麻酔科の先生が背中に針を刺した瞬間だったと記憶しています。その後、入院し、いよいよ足が痛くなるかと思ったのですが、じっとしていなければならなかったため、痛くなったのは、足ではなく腰でした。

よく戦場で戦っているときはあまり痛みを感じないといった話を聞きますが、異常な状態に追いつめられると、いわゆる〝脳内モルヒネ〟が出て、人は痛みを感じないことがあるのです。事故の現場で私が痛みを感じなかったのは、おそらくそのためでしょう。この経験が、私がやがて痛み研究をすることになった、きっかけのひとつになりました。

痛みは「感覚」と「情動」で感じている

たとえば、手を叩かれて「痛い」と感じるとき、私たちの体の中ではどんなことが起きているのでしょうか。

最初に痛みの信号をキャッチするのは、神経の末端にあるセンサーのような組織です。医学的には侵害受容器と呼びますが、いわゆる末梢《まっしょう》神経です。先端は木の根のようにすごく細くなっていて、体中に張り巡らされています。基本的に体の表面に多く広がっていますが、場所によって分布が少ないところもあり、そういうところは感覚が鈍いです。たとえば、熱い味噌汁を飲んだとき、口の中や食道の上のほうは熱く感じますが、食道の下のほうは熱く感じませんし、胃が熱さを感じる人はいません。

侵害受容器が刺激されると、その信号は脊髄《せきずい》に入ったところで右・左が入れ替わり、脳へと上っていきます。そして、脳の体性感覚野という部分が信号を受け取り、人は「手を叩かれた」という「感覚」を経験することになります。

大事なのは、同時にもう１つ別の信号も脳へ流れているということです。それは、脊髄の中で、感覚の信号が通る経路よりも内側を通って、脳の大脳辺縁系という部分に届く信号で、これが届くと、私たちは「つらい」とか「苦しい」といった感情を経験することになります。こうした気持ちの変化を、脳科学的には「情動《じょうどう》」といいます。

ですから、「叩かれた」という経験は、私たちは「感覚」と「情動」の２つで体験していることになるわけです。

ここで、国際疼痛学会の「痛みの定義」を見てみましょう。

「実際の組織損傷もしくは組織損傷が起こりうる状態に付随する、あるいはそれに似た、感覚かつ情動の不快な体験」

これは、約２年かかって各国の十数名のメンバーで議論の末、２０２０年に約40年ぶりに改定されたもので、それを日本語に訳したものです。ちょっと難しい言い回しになっていますが、要するに、不快な感覚であり、かつ、不快な情動でなければ、痛みとはいわない、ということです。

アントニオ猪木にビンタされたがっているファンは、叩かれて嬉しいわけです。そういう場合は、たとえ痛覚としては反応していたとしても、不快な情動がないので、「痛み」とはいえません。

つまり、同じ刺激であっても、その人が不快でなければ痛みではないし、不快に感じるなら痛みだということになります。「痛み」は好き・嫌いに近い、極めて個人的な感覚であり、医学上の感覚の「痛覚」とは、違うものなのです。

たとえばお腹が痛いとき、組織が損傷して侵害受容器が痛みを感じているのかどうかは、その場でははっきりしません。それでも、その人にとっては不快でつらいわけですから、たとえ組織損傷がなかったとしても「痛み」になります。

ですから、不快な感情につながる体験は、痛みになりやすいともいえます。交通事故の被害者や、手術を失敗された経験がある人などは、説明ができないとか原因がよくわからない痛みで長い間苦しむ傾向にあります。

痛みは単なる組織損傷ではなく、極めて個人的な経験であって、生物学的、心理学的、社会学的状況によってさまざまな影響を受けているものなのです。

感覚を感じる神経の仕組み

私たちが感覚を感じる仕組みは、簡単に言ってしまうと、末梢神経で感じ取ったものが電気信号となって脊髄に届き、さらに脳へ届けられるようになっています。

神経には、中枢神経と末梢神経があります。中枢神経は脳と脊髄で、末梢神経は、体中に張り巡らされています。中枢神経は私たちの生体をコントロールする司令部のようなもので、末梢神経は、体の隅々と中枢神経をつなぐ細い電線のようなイメージです。

痛みの情報を伝える役割を担っているのが、神経細胞＝ニューロンです。ニューロンには、脳から体を動かす指令を伝える運動ニューロンと、末梢で感じた感覚を伝える感覚ニューロンがあります。

我々研究者は、脊髄に電極を刺して、神経系を伝わっていく電気を測ったりするのですが、脳に届く痛みの信号を測るのは、なかなか難しいのが現実です。なぜなら、速い信号はいち早く大きな波となって現れるのでとらえやすいのですが、痛みの信号は速度が遅いため、とらえづらいのです。脳の細胞に電極を直接入れられれば測れますが、そんなことはヒトでは不可能です。世界中の研究者が、なんとか信号をキャッチして脳の痛みの活動を電気シグナルや磁気シグナルに変換して計測し、痛みを数値化しようとしていますが、実験レベルではできても臨床に応用するのはまだまだの段階です。

　そのため、私たちは電気を使って、手にチクッとした痛みを与えたときの電流の強さを調べることで、痛みの信号がちゃんと伝わっているかどうかを推定しています。たとえば、ある人は０・１ｍＡの電流の強さでチクッと感じる、またある人は０・５ｍＡの電流でチクッと感じる、といった具合です。また、チクッとさせたときの脳の神経活動を調べる試みも研究レベルでやっていて、若い健常な人では容易にとることが可能です。ただし、先に述べたように痛みで困っている人たちや年配の方からデータをとるには、まだまだ技術的な課題があります。

電気は嘘をつかない

前述した通り、痛みの正体を探るためには、痛みと電気信号の関係を知っておく必要があります。そこで、私のこれまでの研究にふれながら、電気を使った実験でわかったことを明らかにしていきたいと思います。

私は子どもの頃から電気が好きだったので、医療の道を目指すことになってからも、電気を治療に役立てたいと思っていました。それで、高知医科大学の大学院では医学系研究科に進み、後に整形外科学講座の二代目教授に就任される谷俊一先生のもと、脊髄の電気信号を記録する検査や実験を繰り返していました。

代表的なのは、圧迫性脊髄症といって、脊椎《せきつい》の骨の変形などによって脊髄神経が圧迫されることで手足に麻痺や痛みが出る病気を対象としたものです。患者さんに全身麻酔をして、脊髄に沿って数本の電極を刺し、電気を流してみると、脊髄の悪いところでは電位の逆転が起こり、記録している波形が目に見えて逆転するんです。

この技術を使うと、画像診断で見つかった脊髄が傷害されている部位を、電気信号でも確認でき、本当に脊髄の神経が悪くなっているのか、はっきりさせることができます。私たちはこの方法で確認した部位だけを手術することで脊髄障害に対する手術としては非常に安定した成績を上げることに成功しました。

ただ、この波形の変化のメカニズムは当時わかっていませんでした。電位が逆転するということは、そこから先は脊髄の電気信号がなかなか流れない、ということと考えられました。そこでその病態モデルを谷先生が数式化し、それを私がコンピューターでシミュレーションするプログラムを作った結果、圧迫があるところで波形が逆転するメカニズムを解明することにも成功しました。

こうした研究を経て、とても大事なことが２つわかりました。

１つは、脊髄が圧迫されていた部分を手術すると、基本的に麻痺は改善します。しかし、痛みやしびれについては良くならない人、前よりも悪くなる人が出てきたということです。

その状態で改めて電気信号をとってみると、まだまだちゃんと電気が通っていない状態であったりします。つまり、脊髄の形をきれいに整えて圧迫を取り除いても、一度ダメージを受けた神経は元通りに治るとは限らないということです。

もう1つわかったことは、電気は嘘をつかないということです。

圧迫性脊髄症のように手に麻痺や痛みが出ている患者さんの中には、画像診断での神経の圧迫がわずかで、波形の逆転もはっきり出ない方がいます。それでも、手の麻痺や痛みをとるために手術をすることがあるのですが、そういう方の場合、手術後2か月くらいはすごく調子が良くなるのに、また悪くなってしまうのです。

つまり、波形の逆転がはっきり出ていなかったということは、やっぱり根本的な原因は骨髄の圧迫ではなかった可能性が非常に高いということです。

当時、山本先生は、脊椎脊髄の治療はこの50年間まったく進歩していないとおっしゃっていました。結局、神経の圧迫を取り除いて骨を固定することしかやっていないと。確かに、骨を固定するスクリューなどの素材や手術のやり方が変わっただけで、基本のコンセプトはまったく変わっていませんでした。

いずれにせよ、圧迫を取り除いても良くならない患者さんがいるのであれば、それまでとは違うやり方を考えていく必要があるということです。

神経は性格を変える

こうした経験を経て、もっと電気で痛みがわかるようにしたいと思った私は、大学院修了後、テキサス大学医学部に1年間留学させてもらうことになりました。1995年のことです。

当時はまだ霊長類であるサルの動物実験が簡単に許されていた時代で、ニューロサイエンスの痛みに関する研究の世界的権威でいらしたウィリアム・D・ウィリス先生のもと、サルに麻酔をかけ、脳と脊髄に電極を刺し、電気信号を測定する実験などを行っていました。こうすることで、人間では不可能だった、脳や脊髄の1つの細胞から直接電気信号をとらえることができたのです。

たとえば、サルの足を突っついたり、ブラシでこちょこちょすると、その刺激は脊髄を通って脳の視床《ししょう》という部分に入ります。神経細胞にはいろいろ種類がありますが、その中でも、ＷＤＲ（ワイドダイナミックレンジ）ニューロンといって、いろいろなタイプの刺激に反応が出る、代表的な神経の反応を計測したりしていました。

このとき、サルの足にカプサイシン（唐辛子の抽出液）を注射して刺激を与えると、10分、20分という短い時間の間に細胞が発する信号のパターンが変化していくことがよくわかりました。つまり、神経細胞は短時間で性格を変えていく、ということです。たとえば、指先をちょっと切ってしまったとき、最初は痛みを感じないのに、10分、20分たつとだんだんジンジンと痛くなってきます。あれは、指先の末梢神経からの信号を受け取っていた脊髄の神経細胞が性格を変えた結果です。

ウィリス先生のチームでは、同じくサルを使った実験で、痛みを抑制する薬、あるいは痛みが起こる物質を注入すると、神経から出る信号がどう変化するかといったことも研究していました。実際、痛みを抑制する薬を入れると、はっきりと信号の反応パターンが変化し、その薬が痛みを抑制していることが目に見えてわかりました。痛み物質を入れると、その部分だけでなく他の部分も含めて反応がすごく過敏になったりもしました。それも10分、20分という短時間の間にどんどん変化していくのです。

神経細胞が性格を変えていく様子を、まさに目の前で目撃した貴重な体験でした。

これらの実験の電気信号の変化は、あくまでも1個の細胞の反応です。私がそれまで日本でやっていた電気信号の計測は、神経細胞の集合体としての反応でした。

ウィリス先生の研究室でやった実験でわかったのは、神経細胞は1個1個性格が違ったり、1つの細胞でも性格が変化したりしなかったりするということです。細胞の中には、ブラシでこちょこちょしてもまったく反応しないのに、つねるとものすごく反応する細胞や、あるいはその反対の反応をする細胞など、いろいろあるんです。刺激を与え続けると、そうした細胞の性格が変わっていったり、1個の細胞の守備範囲が大きくなったり小さくなったりするなど、さまざまな変化が起きました。こういうことは整形外科の授業ではまったく教えてもらえなかったので、非常に興味深い経験でした。

そして、そのとき頭に浮かんできたのは、こうした神経細胞の性格変化が、恒久化してしまったらどうなるんだろう、という疑問です。ずっと痛い信号を出し続ける細胞になってしまうこともあるのではないか――。

この頃から私は、神経細胞の性格の変化が慢性疼痛のカギを握っているのではないかと感じはじめていました。

ヘルニアの痛みは、圧迫が原因ではない

その後帰国して、高知大学附属病院の整形外科医になってからも、私の神経伝達に関する実験は続くのですが、その中から、ラットを使った脊髄圧迫に関係した実験をご紹介しましょう。

まず、ラットの坐骨《ざこつ》神経を30分クリップでとめ、その間にラットの足の裏をつついたり、ブラシでなでたりしてみる。そのあとクリップをはずして、同様に刺激を与え、それぞれ電気信号を測るというものです。

坐骨神経を圧迫すると、当然、麻痺が起こりました。ラットの足をつねっても触ったりしても脊髄の細胞が電気的な応答を見せなくなります。でも、痛がっているという反応も示さないのです。起こっているのは、麻痺だけ。つまり、圧迫が痛みを起こ

すというのは、やはりどうも違う、という話になってくるわけです。

これは非常に重要なことです。ひと昔前（今でもですが）、坐骨神経痛の人が整形外科に行くと、画像診断をして「椎間板《ついかんばん》ヘルニアですね。飛び出した椎間板が脊髄の神経を圧迫して痛みを出していますから、ヘルニアを取り除きましょう」と言って、よく手術が行われていました。でも、このクリップ実験の結果から考えると、画像を見て圧迫を取り除く手術をしたところで、痛みがなくなるとはいえない可能性が高くなるわけです。そして実際、椎間板ヘルニアの手術をしても痛みがとれない患者さんはたくさんいます。

同じ実験で、プロスタグランジンなど炎症を起こす物質を注入すると、神経はとたんに反応し、ラットは痛みを感じている反応を示します。

つまり、こういうことが考えられます。

椎間板ヘルニアがあって痛いのは、神経が圧迫されているからではなく、圧迫により神経の周りに起きている炎症などが主な原因である、ということです。

大きなヘルニアがあっても痛みを感じていない人もいれば、小さなヘルニアでもすごく痛がっている人もいる。その違いは、ヘルニアの大きさや圧迫の度合いではなく、神経の周囲に炎症が起こっているかどうかにかかっている可能性が高いわけです。

もちろん、椎間板ヘルニアを手術すれば炎症の原因が取り除かれるので、痛みがなくなることはあります。手術では生理食塩水でヘルニア周辺をきれいにするので、その結果神経の炎症が治まるわけです。また、手術によるプラセボ効果もあるでしょう。ただ、繰り返しになりますが、圧迫そのものが痛みの原因ではありません。一番の問題は、神経に引き起こされた炎症です。

動かないようにしていて坐骨神経痛が治まるのは、鎮静化されて神経の炎症が良くなるからです。ステロイド剤を注入してラクになるのも、炎症が治るからです。

圧迫が痛みの原因でないことは、整形外科医の間でだいぶ広まりましたが、そのことをちゃんと患者さんに説明できる医師はまだ少ないかもしれません。画像で見ると、どうしても圧迫が悪いように見えますし、説明もつきやすい。でも圧迫を取り除けば痛みがすべて治るわけではない。山本先生が言っていた「シャドウ・サージャリーをしてはいかん」というのも、まさにそういうことだったわけです。

感じている痛みは、実はかなり曖昧

もうひとつ、ラットを使った面白い実験をご紹介しましょう。

痛み刺激の信号が脊椎に入っていくところの、脊髄後角細胞に電極を刺し、足を刺激したり腸管をふくらませるとどんな反応が出るか、という実験です。

興味深いことに、この細胞は、足を刺激されたときと、腸管をふくらまされたときに同じ反応をするのです。要するに、ラットにしてみれば、足を刺激されるのも、腸管をふくらまされるのも、同じに感じるということです。

これこそが、関連痛のメカニズムだと思われます。関連痛とは、たとえば心筋梗塞になると左腕とか、本来悪いところとは別の場所が痛くなるというものです。実際には左腕が痛いわけではないのだけれど神経ではそのように感じている。同じ神経細胞が、心臓から来ている信号と、左腕からきている信号を受け取っていて、どちらから来ているものか、もはや脳はよくわからなくなっているわけです。

私の知り合いの研究者で、生理痛のメカニズムを探るために、ラットの子宮で風船をふくらますと、どんな反応が出るのかなどを調べた人がいました。生理痛といえば子宮のあたりが痛い人だけではなく、ときどき内腿が痛いという人も出てくるのですが、それはこうしたメカニズムが関係しているのだと思われます。

そんな実験をいろいろ重ねていくと、人が感じる「ここが痛い」という感覚は、あまりあてにならないという事実がはっきりしてきました。人が感じている痛みの場所と、本当に問題がある場所は、全然違うこともけっこうあるわけです。同じような理由で、顎や頭の痛みの関連痛が歯に出てしまい、歯医者さんで悪くもない歯を抜かれてしまった人もおられます。

痛みは脳で感じている

整形外科医として仕事を続ける中で、私は整形外科領域での痛み治療に限界を感じはじめていました。痛みをコントロールするには脊髄をなんとかしなければならないと思っていたわけですが、さまざまな実験結果や臨床経験を経て、最終的な問題は脊髄ではなくて、やっぱり脳なんじゃないかと考えるようになったのです。

そんな状況で脳の研究ばかりやっていたら、先輩にひどく言われたこともありました。しかし、自分の考えは間違っていなかったと確信した、私の転機になった実験があります。

まず最初にやったのは、機械的な痛み刺激を与えると、脳のどの部分が反応しているのか、ＭＲＩ画像で確認するという実験です。慢性疼痛の患者さんの中には、アロディニアといって、痛くないはずの刺激を痛いと感じてしまう状態の方がいらっしゃるのですが、手がアロディニアになっている患者さんと、健常者に協力してもらい、患者さんには普通の人は痛みの感じないフィラメントで、健常者には痛みを感じるフィラメントでそれぞれ手を刺激して調べてみました。

健常者の場合、痛みの信号は脳の奥深くにある視床という部分を経由して、そこから脳の表面のほうにある大脳皮質の一次体性感覚野という部分に到達し、痛みとして感じられます。実験でも、やはり健常者は視床や体性感覚野などの活動が確認されました。

ところが実に不思議なことに、アロディニアの方は、体性感覚野は反応しているけれど、視床に反応がみられないのです。

つまり、アロディニアの患者さんの痛覚は、普通は経由する視床を通っていない。通常の痛覚の経路とは異なる流れで痛みが起きているということになります。

これは一体どういうことだろうと思っていたのですが、別の実験をやって、少しずつ謎が解けはじめました。

手にアロディニアがある患者さんは痛いのでふだん手袋をされているのですが、手袋をはずした手を触っている映像を見てもらい、ＭＲＩで脳の反応を見るという実験を行いました。すると、映像を見せただけで、まったく触っていないのに、患者さんは強い苦痛を感じてしまったのです。

画像で確認すると、脳の前頭前野といって記憶やうつと関係している部分と、帯状《たいじょう》回《かい》といって不快な情動に関与する領域が興奮している。見ているだけでこうなるということは、記憶が関係していることになります。脳が「こういうことをされたときは痛い」ということを記憶していて、その記憶が、痛みを感じさせていたわけです。

これは、梅干しを見ると酸っぱい感じがして唾液が出てくるのと同じことです。梅干しを食べたときの記憶が脳に残っていて、酸っぱく感じる、唾液も出てしまう、皆さんよくご存じの、あの現象です。

こういうことが脳の中で起きているのであれば、脊髄の神経を外科的手術で良い状態にしたとしても、どうしても痛みが治らない、という患者さんが出てくるのもうなずけます。

実は、慢性の腰痛持ちの方を対象にした実験でも、同じような結果が出ました。

高知大学の後輩たちに協力してもらったのですが、半分は5年近く腰痛の経験がある人、残りの半分は腰痛の経験がない人で行った実験です。

被検者にはＭＲＩに入ってもらい、最初は重そうな荷物だけの写真、次にその荷物を持ち上げようとしている男性、ただし顔は表情がないように加工してある写真を見せます。その上で、彼らがどういう経験をするかや、脳活動の変化を調べたのです。

すると、腰痛経験のある人は全員、荷物を持ち上げる男性の写真を見ると不快感を感じ、中には痛みを訴える人も出てきたのです。そのあと、何回も同じ写真を見せていると、そのうち慣れてきて、反応はしなくなりましたが、脳の痛みや情動に関与する部位には反応がみられました。

こうした腰痛に関連する脳の活動部位のパターンについては、福島医大が行った興味深い研究もあります。腰に痛みのある人に対して、実際に痛いところを押すと脳のどこが活動するのかを調べた研究です。興味深いことに、彼らが解明した脳の活動部位のパターンは、我々が行った腰痛を引き起こしそうな写真を見せられたときの結果と、どちらもほぼ同様の脳の場所が活動していることがわかりました。

つまり、バーチャル経験でもリアル経験でも、脳の反応はほぼ同じところに出てくるということがわかったのです。

これこそが、慢性疼痛の正体のひとつです。脳に刻まれた記憶がなんらかのきっかけで呼び起こされ、脳が痛いと感じてしまうのです。

こうなると、いくら痛い部分を治そうとしても、それだけでは痛みは消えません。それどころか、痛みを恐れて体を動かさなくなり、体は固まって血流も悪くなります。

そして、精神的にもうつ的になり、ますます痛みを感じやすくなるという、痛みの悪循環に陥ってしまうのです。

痛みは脳内で合成されている

とにかく、痛みを最終的に感じているのは脳だということは間違いないのですが、「痛み」とはなかなか複雑なもので、単に脳が痛覚の信号を感じ取っているだけのものではありません。痛みは痛覚だけでなく、情動も関係していると最初のほうでふれましたが、ほかにも、触覚、温冷覚、振動覚の信号、運動器からの信号など、いろいろな情報が脳で合成され、はじめて「痛み」として感じています。それは、私たちが世の中を見るとき、眼の網膜には赤錐体、青錐体・緑錐体の3種類の細胞があり、それぞれから出てきている情報を脳内で合成して、きれいな色彩豊かな景色として感じているのと似ているといえるでしょう。

「サーマルグリル・イリュージョン」という、ちょっと面白い、有名な実験を紹介しましょう。私たちは、温度が40度ある細い棒がたくさん並んでいる面に手を置いても、別に痛くも痒《かゆ》くもありません。20度ある細い棒がたくさん並んだ面に手を置いても、同様です。ところが、40度の棒と20度の棒が交互に並んだ面に手を置くと、痛いというか、なんともいやーな感じがしてくるのです。これは、やはり痛みが頭の中で合成されていることを物語る現象といえるでしょう。

ここでついでに、脳ではなく、末梢神経の先端に存在して感覚などを感知するセンサーである、受容体について少し詳しく見てみましょう。

受容体にはいくつか種類があって、たとえば、唐辛子の刺激に反応するのがカプサイシン受容体で、これは42度という温度にも反応します。メンソールの刺激に反応するのがメントール受容体で、こちらは25度よりも下の温度にも反応します。

整形外科では温感湿布を出すことがありますが、あれは、温感湿布に塗ってある唐辛子成分にカプサイシン受容体が反応し、42度という温かさを脳に感じさせていることになります。本当に温感湿布が42度あるわけではありません。同様に、冷感湿布は表面に塗ってあるメンソールにメントール受容体が反応し、25度以下の冷感として脳が感じているだけなのです。

カプサイシン受容体は、ケガをしたときにも反応します。組織が損傷して酸性になると勝手に反応したりするんです。擦りむいたときなどにひりひりと感じるのは、これが反応しているからなのです。

日焼けしたとき、いつもと同じ温度のシャワーがとても熱く感じたりひりひりするのは、カプサイシン受容体が過剰に反応する状態になっているからです。冷やすと受容体の活性が落ちるため、ひりひり感や痛みは落ち着きます。だからみんな、冷やすわけです。

痛みが脳で合成されているということに話を戻すと、痛みはこうしたセンサーの問題と、私たちの経験や記憶とそれなりにリンクしているということを、私たち医師はよく考えなければいけません。同じ刺激であっても、そのときの体調はもちろん、環境や状況、その人の記憶やさまざまなバックグラウンドなどによって脳で合成された痛みは、まったく違ってくるからです。

なかなか治らない痛みは、精神的要素がかなり大きい

さて、ここからは、もう少し心理学的な角度から、脳と痛みの関係を見ていくことにしましょう。

長く続く痛みは、うつなど精神的な部分に及ぼす影響が非常に大きいのですが、慢性疼痛に悩む整形外科の患者さんをもれなく精神科の先生が診たらどうなったか、という研究結果があります。早石病院・疼痛医療センターの三木健司先生のデータです。

線維筋痛症の患者さんの場合だと、身体表現性障害と診断される人が約半数近くに上ります。それから気分障害、大うつ病、パーソナリティ障害などが続き、精神科の病気の診断名がつかなかった人は、全体のわずか5パーセントほどでした。

同じ研究が線維筋痛症以外の患者さんでも行われましたが、結果はそれほど大きな差はありませんでした。つまり、慢性疼痛の患者さんのほとんどが、何らかの精神疾患にも苦しまれている、ということになります。

ケガや盲腸のようにわかりやすい病気の場合、薬や手術も効果が高いですし、多くの場合、時間とともに痛みも自然と治っていきます。しかし、ひとたび慢性疼痛になってしまうと、脳や脊髄などの中枢神経に問題が起きたり、精神的に疲弊したりしてしまうため、ただ体を診ていただけでは治せないケースが多いことは、間違いないのです。

慢性疼痛から抜け出せなくなる「痛み行動」とは

痛みセンターでは、慢性疼痛に悩む患者さんに対して、まずは身体面を改めてよく確認します。痛みセンターに来るまでに通ってきた病院で、骨折や腫瘍などが見逃されてしまっていた確率も決して低くないからです。

そこで問題が見つからなかったら、次に神経障害、骨関節変形や姿勢異常などが起きているかどうか確認します。

それでも問題が見つからない場合は、患者さんの精神状態や社会背景などをできるだけ聞き取って、治療や解決の糸口を探していきます。

こうした診断の流れにおいて、私たちが確認していることのひとつが、「痛み行動」です。これは、痛いと訴えたり、顔をしかめたり、薬を飲んだり、病院を次々変えるなど、痛みからくる行動のすべてを指しています。ひとつ例を挙げてみましょう。

痛みセンターの患者さんは、少なくとも4、5件の病院を回ってからいらっしゃる人がほとんどですが、ときどき自分がそれまでどの病院を回って、そこでどんな診断と治療が行われ、どんな薬を出されたか、ものすごく細かい表を作ったり、詳細なレポートをパソコンで作って持ってくる方がいます。

それが何ページにもわたっていると、おやっと思います。自分がどれだけ痛いか、どれだけ苦しんでいるか、アピールしているようにも見えますし、そもそも、そこまで痛みに執着してしまったのはなぜなんだろう、と気になるわけです。

町の整形外科の先生だったら、そういう力作のレポートを渡されたら、ちょっと引いてしまうかもしれません。難しい患者さんに当たってしまったと思うでしょう。まず、診察時間は長くかかるし、すでに調べてわからない原因は、当然なかなかわからない。治療の効果も出にくい。そうなると医師の気持ちも顔に出てしまって、患者さんとの間には微妙な空気が流れます。

すると今度は患者さんが、「ちゃんと相手をしてくれなかった」と不満を持つことにつながります。そして、どうしたらこの痛みをわかってもらえるかと、それまで以上に一生懸命レポートを作ってしまうのです。でも、残念ながら、やればやるほど、医師は普通とは異なる対応になっていくでしょう。

このように、医師や周囲の人に痛いと訴える行動をはじめ、ものすごく痛そうな顔をする、痛いところをかばう、仕事を休む、社会保障制度に申し込むなど、痛みから発せられる行動は、すべて「痛み行動」です。痛み行動が深刻化してくると、慢性疼痛から抜け出せなくなることが多いのです。

なぜこうした痛み行動がエスカレートしていくのでしょうか。

基本的には、痛いと訴えると、人は優しくしてくれるし、社会は補償などを与えてくれるからです。痛い状況の中でいいことがあると、無意識に行われるのが痛み行動なのです。

この行動は、相手によっても変わります。『痛みの心理学』の著者であり、全米でもっとも優秀な病院のひとつといわれているメイヨー・クリニック医科大学病院の教授を務められた故丸田俊彦先生は、講演でよく、「患者さんは整形外科医にはよく痛いと訴えるけれど、精神科医には訴えない」とおっしゃっていました。整形外科医は痛いといえば原因を探して治療しようとしてくれるけれど、精神科医はそうではないからです。

医師も家族も、患者さんの周りの人々は、こうした痛み行動に振り回されるわけですが、そもそも、どうして痛み行動をするようになってしまったのか、私たちは考えてみる必要があります。患者さんにしてみれば、自分を守るためにやっている部分もあるのです。

第2章

脳に働きかけて慢性疼痛を克服する

慢性疼痛がなかなか良くならない患者さんの思考パターン

第1章では、慢性疼痛《とうつう》とは何か、慢性疼痛がいかに脳と密接な関係にあるのか、お話ししてきました。そこで第2章では、脳に働きかけて慢性疼痛を改善していくヒントや、痛みの悪循環から抜け出すための具体的な対策を挙げていきたいと思います。

まず、慢性疼痛の方は、痛みとその影響によって、マイナス思考に陥っていることが少なくありません。よく見られるのは、次のような思考パターンです。

・とにかく痛みをゼロにしたい
・とにかく痛みの原因をはっきりさせたい
・とにかく痛みをなくさないことには、何もする気になれない
・痛みのせいで、自分はだめな人間になってしまった
・こんな思いをしているのは自分だけだ

こうした思考パターンに陥ってしまうことを、思考の破局化といいます。

破局化に陥ると、前向きな考え方ができなくなってしまうので、ますます動かずに家にこもりがちになり、筋肉や関節はどんどん固まって、結果的に痛みが増していきます。まさに、痛みの悪循環です。気持ちはさらに落ち込み、「痛みはこの先どんどんひどくなっていくに違いない」「いつか歩けなくなって寝たきりになる」と、悪い方向にしか考えられなくなります。

慢性疼痛を改善するには、こうした思考パターンから脱却して体を動かし、脳と体を元気にしていく必要があります。まずは、自分の思考を整理して、痛みと冷静に向き合えるようにしていきましょう。

では、具体的な考え方のヒントから見ていきましょう。

痛みをゼロにしようと考えず、痛みからフォーカスをはずしてみる

そもそも慢性疼痛の多くは、そう簡単には治りません。ですからまず、痛みをゼロにしようという考えは、いったん捨てましょう。完璧に治ることばかり考え、理想を

高く掲げ過ぎると、希望も達成感もなかなか得られず、かえって治りにくくなってしまいます。

痛みをゼロにしようと思えば思うほど、逆に痛みへの執着が生まれ、痛みをわざわざ毎日確認するようになってしまいます。たとえば慢性腰痛の患者さんの場合、朝起きたら、まず腰が痛いかどうか確認する、という人は少なくありません。

手が痛いある患者さんは、毎朝起きると手をチェックしていて、病院に来たときは「先生、今日は、どうも昨日より手が腫れているんです」と言ったりします。私にはどう見ても腫れているようには見えないのですが、その患者さんは毎日毎日そこばかり見ているので、なんだか腫れているように見えてくるのでしょう。そうなると、腫れているように見えるだけでなく、痛みにも敏感になってしまう。意識がそこに集中しているため、痛みを見つけるのが上手になっているのです。

野球のバット作りの名人は、バットにさーっとふれただけで、あとどれくらい削ればいいか寸分たがわず言い当てたりします。バットのことを常に考え、手で触って確かめているから、感覚がどんどん研ぎ澄まされていくわけです。同様に、慢性疼痛の患者さんは、痛みの感覚が研ぎ澄まされている可能性があります。それでは痛みが増してしまうだけです。

ここでちょっと実験ですが、試しに自分の右足の先に力を入れたり、抜いたりしてみてください（右足が痛い人は、左足で）。それから、そこに神経を集中させてみてください。すると、少しずつ靴下の感覚や足の裏をつけている床の感覚などが、はっきりしてくるのではないでしょうか。それは、意識を集中させたことで、それまではまったく気にしていなかった細かな感覚に気づいたということです。

腫れや痛みに敏感になってしまうのも、このようなメカニズムが関与しています。神経を集中させなければ気づかないでいられたくらいの痛みも、自分から見つけにいってしまっている。ですから、痛いところばかり見ているのではなく、意識のフォーカスを変えることがとても大切です。フォーカスが別のところに向いていれば、痛みに気づかず、忘れてしまっている時間が増えるはずです。

たとえば、いつもは腰が痛い人が、たまたま首が痛くなったとします。そんなときは、腰の痛みが軽くなったりするのは、非常によくある話です。

私の患者さんでも、以前、膵臓《すいぞう》がんの疑いがかかったときに、慢性疼痛がめちゃめちゃ良くなったことがありました。もしかしたら膵臓がんかもしれないと言われたら、腰の痛みどころではなくなってしまったわけです。でも膵臓がんじゃなかったということが判明したら、また痛みが戻ってきました。ただ、明らかに痛みで苦しみもがいていた状態からは脱却しました。痛みと意識の関係に気づき、自分の中で認識が変わったからです。

こんな話もあります。普通は痛くない刺激も痛いと感じてしまうアロディニアが右手にあった患者さんが、たまたま左手の指を骨折してしまったところ、右手がすごく良くなったのです。それまでは、私もご本人も右手の治療のためと考えてブロック注射を毎週のように続けていたのですが、突然、「もうブロック注射はしなくていいわ」とご本人が言い出したのです。「先生、私わかりました。左手の骨折の痛みはギプス固定も痛み止めもよく効きました。でも、右手はそういう問題ではないんですね。もう、これ以上悪くならなければそれでいいです」と、きっぱりおっしゃったんです。

その後、その方の右手は、少しずつ良くなっていき、前のように痛みで苦しむことはなくなっていきました。

そうやって、痛みを別の視点から客観的に見られるようになると、良くなってくることは少なくありません。まずはできるだけ痛みに意識をフォーカスしないようにすることからはじめてみましょう。

痛みはスクリーンセイバーのように表れる

痛みから意識をはずすといっても、痛いところがあると、なかなか難しいものです。ではどうするか。大切なのは、できるだけ、何かしら活動している時間を増やすことです。仕事でも趣味でも家事でも、自分の身の回りのことでも、何でもいいです。

第1章で少しふれましたが、慢性疼痛は、フルタイムで忙しく働いている人のほうがなりにくく、働いていない人など、時間的に余裕がある人のほうがなりやすい傾向があります。ですから私は、基本的に患者さんには「あんまり休んでばっかいないで、忙しくしとき」と言うようにしています。

私の患者さんで、長年旅館の女将をやっていたおばあちゃんがいます。以前は全部自分が仕切って忙しく働いていたのですが、歳になって嫁さんに全部やらせるようになったら体が痛くなってしまったのです。

話を聞いてみると、名古屋の栄に出かけるときと、痛みセンターに来るときは調子が良くて、家に帰ると途端に悪くなってしまうと言っていました。

皆さんも、ちょっとどこかが痛くても、忙しく飛び回っているうちに痛みをすっかり忘れていた、という経験はあるのではないでしょうか。

九州大学病院心療内科の細井昌子先生は、「スクリーンセイバー仮説」という、面白い説を唱えていらっしゃいました。スクリーンセイバーとは、コンピューターで作業をしていないときに、モニターに同じ表示を続けることでモニターが傷むのを防ぐために、いろいろな絵などを次々表示させるプログラムです。慢性疼痛は、あたかもコンピューターのスクリーンセイバーのように、患者さんが何もしていないときに出現するというのです。

慢性疼痛の患者さんの中でも、すぐにスクリーンセイバーがかかってしまう人もいれば、なかなかかからない人もいますが、忙しいほうが痛みが出にくいというのは、概ね間違いないでしょう。

言うなれば、失恋したときと一緒です。暇になると心の痛みを思い出してしまう。そういうときは、忙しくしていたほうが失恋の痛みを忘れられるし、気持ちもラクになる。それと同じです。

実際、農業、林業、水産業のような体を動かすことが多い仕事に従事している人は、慢性疼痛の患者さんが少ないことがわかっています。これらの職種では働くことで体を動かすので足腰が固着しにくいという側面もあると思いますが、余計なことを考えないですむという側面も大きいと考えられます。特に、農業、林業などの仕事は、植物を育てる喜びがあり、達成感もあるので、体にもすごく良いと思います。

ただし、忙しいといっても、ただ上から言われた仕事を過度にやり続けるような場合はストレスも大きいので、そういうときは休息も必要でしょう。

脳の側坐核を活性化して痛みを抑える

私たちの脳には、痛みを抑える仕組みがいくつか備わっていて、健康な人はそれがちゃんと働くことで、痛みが軽減されます。

その仕組みのひとつが、脳内で快感や達成感を司る、報酬系というネットワークシステムの働きです。

人は、空腹時に食事をしたり、スポーツの試合に勝ったり、仕事や家事がうまくいったり、好きなことが楽しめたりすると、報酬系が活発に活動し、快感を感じます。この報酬系の回路で使われる神経伝達物質がドーパミンで、ドーパミンには脳内モルヒネの放出を促す働きがあるのです。つまり、報酬系が活発になると、人は痛みを感じにくくなるわけです。

こうした報酬系の流れの中で重要な働きをしていると考えられるのが、脳の側坐核《そくざかく》という部分です。実は、近年の研究で、慢性疼痛やうつ病の患者さんは、側坐核の働きが低下していることがわかってきました。ですから、低下した側坐核の働きを活性化させるように脳に働きかけると、痛みがやわらいでくると考えられるわけです。

側坐核を刺激するポイントは、次の通りです。

・自分の好きなことを、無理せずに楽しむ
・好きなことが見つからない場合は、運動がおすすめ
・最初は小さな目標からはじめ、少しずつ目標を大きくしていく
・時間制限を設けて行うと、より達成感を感じやすい

最初から大きな目標を掲げてしまうと、成し遂げられず、達成感を得られないままやる気をなくしてしまいます。最初は、ほんのちょっとがんばればできる、身近なことから目標にしていきましょう。

たとえば、1日おきにトイレ掃除をする、毎日必ず10分間ウォーキングをする、毎日3分間縄跳びをするとか、なんでもかまいません。ただ、体を動かすことのほうがより効果的で、目標も達成しやすいと思います。

特に、時間制限を設けてやると、時間内にできたときの達成感が高まるので、おす

すめです。

原因にこだわるのをやめてみる

慢性疼痛は、原因がはっきりしていてそれを治せば改善する急性疼痛とは違います。脳や神経の痛みの記憶が深く関係していたり、生活や環境も関与しているケースも多く、複雑なので調べても原因が単一のはっきりしたものではないケースが、かなりの数に上ります。

しかし実際のところ、検査の結果、明らかな原因は今のところ見つからないといくら説明しても、「そんなはずはありません！ じゃあ、なんで痛いんですか。もっとよく調べてください！」とおっしゃる患者さんがいます。

そんなときに私は、こんな話をしています。人は、まつ毛が目に入っただけでも、指先にちょっとささくれができただけでも、ものすごく痛いときがあるでしょう。それ自体は大した問題ではないけれど、めちゃめちゃ痛いことはあるよねと。

痛がっている以上、まったく何も問題がないということはあり得ないと思いますし、どこかに異常はあるだろうとは思います。でも、血液検査も画像診断も、神経の反応を見る検査も問題ないのであれば、それほど心配するような状態ではないということです。

だから、慢性疼痛の患者さんは、ひたすら原因を追及したり、それを取り除こうと考えるより、その痛みとうまく付き合っていく方法を体得したほうが、ずっとラクになれると思うのです。

こういうお話をすると、ぱっと考え方を変えられる人もいるのですが、どうしても原因を追求することから抜け出せず、次々手術をしようとする人もいます。やっぱり痛みをゼロにしたいという思いが強く、必ず原因がどこかにあって、それさえ取り除けば、自分は元に戻れると考えてしまうのでしょう。

気持ちはわかりますが、慢性疼痛は、ばい菌を殺せば熱は下がるといった、そんなシンプルな仕組みのものではありません。もちろん、手術によってほぼ１００パーセント痛みがとれるケースはあります。でも、慢性疼痛の患者さんでそうしたケースは多くはありません。そもそも原因がわかっても医学的にそれをすべて完全にもとの状態に戻すことは無理なケースがほとんどですし、一瞬良くなっても、結局痛みはとれなかったという結果になることも多いのです。

だったら、痛みの原因はとりあえず棚上げにしておいて、今使える体のパフォーマンスや強度を上げ、できるだけ長く使っていく方向にシフトチェンジしたほうが現実的と考えられます。

私が運動をすすめると、「こんなに痛いのに運動なんかできるか！」と怒り出す人もいますが、最初はしぶしぶでも運動を続けたり活動を広げていくうちに、痛みがどんどん治まっていく患者さんは、決して少なくないのです。

お化け屋敷理論。客観的に見られるようになると、怖くなくなる

原因がわからない場合、いったん棚上げしてほしいと言いましたが、患者さんが原因を知りたくなる気持ちは、もちろんよくわかります。原因がわかれば、そういうこ

とだったのかと納得することもできるし、痛みを回避したり、痛みを減らす方法も少しずつ見えてくるでしょう。

私はよく、〝お化け屋敷理論〟という言葉を使うのですが、人は、仕組みがわかっている物事は、それほど怖くありません。お化け屋敷は、中がどうなっているか、どこから何が出てくるかわからないから怖いのです。お化け屋敷を上から俯瞰で見て、仕組みが丸見えだったら、怖いと感じる人はいないでしょう。

痛みもこれと似ています。何が何だかよくわからないから怖い。怖いから痛みが気になるのです。ですから、半年か1年に1度、血液検査や画像診断、電気生理学的な検査などをひと通り行って、大きな異常がないことを理論的に確認するのは、非常に大切です。そうしていれば、はっきりした原因がわからなかったとしても、だいぶ恐怖心や痛みを抑えられるはずです。

患者さんの中には、「先生、そんなに何度も検査しなくていいから、ぱっと治る薬かなんか出してください」と言う方もいます。でも、繰り返しになりますが、慢性疼痛はそう簡単に治りませんし、それよりも、現状問題ないということをしっかり頭で論理的に理解することのほうが、結局は痛み軽減の近道なのです。

今はインターネットで簡単に情報が手に入る時代ですから、来院するたびに、自分はこの病気に違いないと訴えてくる人もいます。そのたびに私は、検査結果のデータを見せながら、「そうではない」ということを、理論立てて説明しています。

ほとんどの方は、これで納得してくれるのですが、中には、調べ方が悪いんじゃないかという方向に考えてしまう人がいます。絶対に自分はどこか大きな問題を抱えているに違いないと信じているのです。

医師としては、病気など問題の見逃しは絶対にしたくありません。だから、もしきちんと検査の結果を見て、「まったく問題がないとは言えないけれど、歩けなくなるような大きな問題は特にないよ」と医師が自信を持って言っているのであれば、とりあえずその言葉は信じていいと私は思います。

ただし、闇雲に信じるのではあまり意味がありません。しっかり説明を聞いて、それを患者さんが理解して納得することが、一番大切だと思います。

もう治らないかもしれないと、いったん受け入れることも大事

慢性疼痛の患者さんは、なんとかして痛みを治したいと心から願っています。毎日のように耐えがたい痛みに苛《さいな》まれていたら、そう思われるのも当然です。

でも私は、治せない病態の慢性疼痛であると診断したときは、「もう治らないですよ」と、はっきり言うことがあります。世間では「痛みを諦めるな」と言ったりするようですが、実際には、一度諦めると逆に気持ちはすごくラクになるケースも多いのです。

ですから私は、状況によっては、しっかり調べたら、その根拠を持って絶対に簡単には治らないということをはっきり患者さんに言ってあげるべきだと思っています。

もちろん、決定的なことを言う場合には、そのあとのサポートも含めた医師－患者間の信頼関係があることが前提です。

ただ、そういうことを言わずに、よく効きもしない薬をダラダラと出し続けて、10

年以上、薬で治るかもしれないと思わせてしまうのは問題です。これでは、患者さんは痛みに対して受け身になってしまい、自分から能動的に治していこうという気持ちになかなかなれないでしょう。

恋愛にたとえると、わかりやすいかもしれません。告白したとき、「まだ多少は希望があるかも」と中途半端に断られたら、諦められないし、次の恋愛にも進めません。でも、絶対に無理と言われたら、諦めもつくし、別の考え方や人生もあるなと、視野が広がってくるはずです。

実際、私の患者さんの中には、「絶対に治りません」とはっきり言ったら、ものすごく良くなった人がいます。50代の女性で、首の脊髄《せきずい》損傷による慢性疼痛に長年苦しまれていた方でした。最初に来たときは、手がしびれ、足も歩くのがままならない状態でした。すでに何件か病院を回っていて、ご主人のリタイアをきっかけに、名古屋に引っ越してきたというのです。「先生のところが、最後のつもりで来ました」と、訴えるように話していました。

改めてＭＲＩを撮ってみると、明らかに脊髄に問題があります。手術もしていて、薬もいろいろやってきている。それで、「これでうちに来たからといって、急に良くなるわけないですよ。でも、運動をすれば筋肉や体力がつくから、少しはラクになりますよ」と話したんです。

彼女はもともと研究者で理解力も高く、私の話を聞いて、もう治らないということをいったん受け入れたのだと思います。その結果、それまで飲んでいた薬をバシッと止めると、痛みセンターに通って一生懸命運動をするようになって、みるみる元気になっていったのです。

最終的には、ちゃんと歩けるどころか、痛みはほぼなくなってしまいました。その改善ぶりは、私たちも驚くほどでした。彼女は、一度、痛みをなくすことを諦めたのでしょう。でも、だからこそ、一歩前へ踏み出し、痛みと上手に付き合っていく方法を自分で手に入れたのだと思います。

痛みをなくすのを目標にするのではなく、やりたいことを目標にする

慢性痛の患者さんの多くがおっしゃる言葉に、「とにかく痛みをとってください。痛みさえなくなれば、自分は何でもできるはずなんです」というものがあります。

そこで私が、「じゃあ、治ったら何がしたいの?」と聞くと、多くの方が返答に困ってしまい、「まずは、痛みをなくすことが私の目標です」と言ったりします。

でもそれでは、痛み以外の展望が見えてきません。極端な話、痛みがなくなったら、生きる目標が消えてしまうようにも聞こえてくるわけです。

そんなとき私は、「痛みがなくなったら何をやりたいのか、次までに考えて来てね」と言います。ところが、多くの患者さんが、次に来院したときも、やっぱりやりたいことはわからないと言うんです。

「痛くてとても考えられません」とおっしゃる方もいますが、本当かなと私は思います。多くの人は、一日の中でも、そんなに痛くない時間帯もあるでしょうし、とりあ

えず考えるだけなら、それほど無理な話ではないはずです。要するに、どうしても痛みに固執してしまっているのでしょう。それではなかなか治りません。

ですから、「治ったらこれがやりたいです！」と言ってくれた人には、「それはいいぞ！」と言って、どんどん応援します。そしてちょっとでもそれに近づいたら、私も一緒になって喜ぶし、患者さん自身に、自分で自分を褒めてもらう。そうやって少しずつでも前に進んでいくことが、とても大切なのです。

実際に多いのは、休職中の患者さんが、職場復帰を目標にしているケースです。この場合、目的が明確なこともあり、良くなって復帰していく確率は高いです。

仕事を休んでしまっている場合は、身近なステップから目標にしてみるのもよいでしょう。たとえば、自分のご飯は自分で作るようにしてみるとか、風呂掃除だけは自分でやるとか。最初は気が進まなくても、実際に体を動かしてみると、気分も少しずつ改善していくものです。

ですから、皆さんも、ぜひ目標を立ててみてください。30分ひとりで歩けるようになりたい、でもいいし、週に3回はジムに通えるようになりたい、でもいいです。

特におすすめなのは、ボランティアなど社会貢献的な活動です。患者さんにとってはなかなかハードルが高いようですが、人に感謝されるというのは、脳にとって何よりすごい報酬になるので、ぜひ試していただきたいと思います。

そうはいっても、痛みでエネルギーを奪われてしまい、うつのようになってしまっているときは、何かをやろうという意欲も低下しているでしょう。

そういうときに私がすすめているのは、ガーデニングです。育てはじめると、放っておくわけにもいかないので、気になって世話をするようになります。成長していくのを見るのは、脳の報酬になり、やる気も出ます。花が咲いたり実がなったりすれば、なおさら良いでしょう。

うまくコントロールできたことを記録に残す

第1章で述べた通り、慢性疼痛は痛みの記憶ととても密接な関係にあります。慢性疼痛の患者さんの頭の中には、「こういうことをすると痛い」「あれは痛くてできなかった」というネガティブな記憶が定着していて、それと似たような状況になるだけで、脳は痛みを感じ苦しみます。

つまり、慢性疼痛は、記憶に振り回されてしまっている部分が少なくない、ということです。そこから脱却するためには「痛みがあってもうまくできた経験」を増やしていくことが重要になりますが、うまくいったことはすぐに忘れがちで、忘れてしまうとまた自信がなくなるので、記録に残すことは有用な対応策になります。

そういった意味で、なかなか治らない慢性疼痛の状況の中で活動をどれだけできているかということ（たとえば1日に何歩歩いているか、など）は重要な情報です。

そこで私は患者さんに、痛みの状況よりもむしろできたことの記録をつけてみることをすすめています。どんな状況でどんなことができたか、あるいはそのときに痛みはどうだったかをはじめ、自分の目標も書いて、どれくらい達成できたのかも記していくのです。

たとえば、慢性腰痛の方の例を挙げてみましょう。目標は「ゴルフのラウンドを回れるようになること」。「○月○日、雨。今日は一日中パソコンで資料作り。夕方腰痛が出てきたが、ジムに行って運動したらラクになった」。「○月△日、晴れ。今日は仕事は休み。近所を10分散歩してみたら、歩いている間は腰は痛くなかった。明日は歩く時間をあと3分増やしてみよう」といった具合です。

しばらく続けていると、慢性疼痛といっても、痛くないときもあることや、どういうときに痛くなりやすいか、天気や気温との関連性、仕事や人間関係の影響など、さまざまなことが見えてきます。すると、「なんだ、ずーっと痛いと思っていたけれど、そうでもなかった」とか、「一日中パソコンで作業していなければ、そんなに痛くならないんだ」「少しずつだけど歩ける時間が長くなってきたな」とか、前向きになれるポイントに気づける可能性が高まります。

もちろん、無理に前向きなことばかり書く必要はありません。「今日は雨。腰も痛くて何もする気になれなかった」でもかまいません。天気が悪いと痛みが強くなることがわかりますし、改善のヒントが見つかることもあります。

こうした記録をつけることは、認知行動療法的アプローチのひとつです。認知行動療法とは 今の状態をできるだけ客観的に冷静に受け止め、偏った考え方や行動を少しずつ変えていく心理療法です。うつや不安障害など、精神科の治療で行われることがあり、痛みセンターの入院カリキュラムにも含まれています。

痛みセンターでも、以前は患者さんに「痛み日記」をつけてもらっていたのですが、そのタイトルだと痛みに意識が集中してしまうので、「リハビリ・ノート」に変更しました。

書いてからしばらくして読み返してみると、自分の考え方のクセが見えてくるはずです。そのとき、自分は必要以上に悲観的な考え方をしていたなとか、思っていたよりは痛い時間が少なかったなと感じることができたなら、一歩前に進めるのではないでしょうか。

過去にこだわらず、若い頃の自分のイメージから脱却しよう

慢性疼痛に陥りがちな人にはいくつかの傾向があるのですが、そのひとつが、若い頃の自分のイメージを捨てられない人です。過去の自分に強い自信があって、どうし

ても過去にこだわってしまうのです。

たとえば、痛みセンターを訪れる患者さんの中には、かつてスポーツ選手だったという人がいらっしゃいます。第一線からリタイアしたあと、ケガや加齢変化をきっかけに慢性疼痛の症状が出てしまうのです。他の人より自分は優れていると思っていたことができなくなってしまう患者さんの気持ちは察するに余りあります。

若い頃にハイレベルなスポーツなどをしていたアスリートやスポーツを続けている人は一般の人よりも心肺機能が優れていることはわかっていますが、生きている以上変化は必ず進んでいきます。

でも、考えようによっては、以前やっていた活動がそのままできなくなっても、命をとられるわけではありません。全然違うことをはじてみるのもいい。実際にやるかどうかの以前に、別の可能性があることに意識を向けることが重要です。自分の新しい幸せの形を探していくのです。

先日も、70代の男性が慢性疼痛で来院されました。その方は若い頃国体の選手だったそうで、自分は30になっても40になってもすごく体が動いていたのに、60歳を過ぎたあたりから思うように動かなくなった。体のあちこちが痛くて困っていると嘆いていらっしゃいました。

私はその患者さんに、「自分が子どもの頃に70歳の人はどんなイメージやった？　子どもから見たら、70歳はもうおじいちゃんや。体が動かないのもあちこち痛いのも、ある程度は仕方ないやろう」とお話ししました。

こういうことを言うと、受け入れられる人と受け入れられない人がいて、受け入れられない人は痛みに対する対応も変えられず、治りにくい傾向にあります。

人は誰でも年をとるし、たとえ鍛えていても少しずつ肉体が衰えるのが自然のなりゆきです。まずは過去の自分へのこだわりを捨てて、今の自分自身のありのままの状態を受け入れることからはじめましょう。

そのためには、たとえば、マインドフルネスなどは有用です。これは、過去へのこだわりや、未来への不安などを捨てて、今現在の自分自身をありのままに感じる瞑想方法です。痛みセンターでも若林淑子先生が指導にあたっていますが、マインドフルネスによって過去へのこだわりから解放されて、症状が良くなってくる患者さんは少なくありません。やり方は次の通りです。

1）良い姿勢で座る

座布団の上にあぐらをかいてでも、イスでもかまいません。背筋を伸ばし、手は膝の上に置いて、肩など余分な力を抜きます。目は閉じるか半眼にして、少し先の床を眺めます。

2）呼吸に意識を向ける

ゆったりした腹式呼吸を心がけ、ただ呼吸することに意識を向けます。

3）雑念が浮かんできても気にしない

頭の中に過去にあったことの後悔や先々の不安などが次々浮かんできますが、それをいったん認めた上で手放し、また呼吸に意識を戻します。呼吸も無理に整えようとせず、自然な呼吸を続けて、今、生きている自分に気持ちを向けます。

しばらく続けていると、自然と気持ちが落ち着いてくるはずです。人によっては、ちょっとした痛みなら治まってくることもあるでしょう。時間は特に決まりはなく、5分でも10分でもかまいません。ただ、できれば毎日1回、少しずつでも続けていくことが大切です。

マインドフルネスでなくとも、瞑想の要素が含まれていれば、ヨガなどでも効果が期待できます。

不安が強くて、主治医や薬にはまり込んでしまう人もいる

慢性疼痛になりやすい人のもうひとつの傾向に、不安感が強く、心配性ということが挙げられます。もともとそうした性格の人が痛みや体の不調を抱えてしまうと、心配事が増えて、余計に不安感が強くなってしまうのでしょう。そのため慢性疼痛の患者さんは、自分の周りに信用できると感じる人物を見つけると、その人にはまり込んでしまうことがあります。

たとえば、医師です。特に、たくさん薬を出す医師にはまり込んでしまうケースは

注意が必要です。

中でも気になるのは、多量の強オピオイド（いわゆるモルヒネ系の薬）を使う医師です。がん終末期でもないのに、どんどん強オピオイドを使うと患者さんはモルヒネ依存症みたいになってしまいます。

ほかにも、神経障害性疼痛治療薬、弱オピオイド系鎮痛剤、抗うつ薬、抗不安薬などを大量に処方されている患者さんは少なくありません。

痛みセンターに来たときに、それまでの薬の処方を確認すると、「あんまり効いてないような気がするんですが、ずっと飲んでます」という人は、かなりの数に上ります。「効いてないんだったら、止めたほうがいいよ」と言うんですが、なかなか止められないんですね。自分でも効いてないとわかっているのに、また同じようにもらってきてしまう。医師に縁を切られるのが怖いと感じてしまうのでしょうか。実際、もう薬は飲んでいないけれど、先生が出してくれるので断れず、もらうだけもらっているという人もいます。日本中で、飲まれていない薬がどれだけ引き出しの中にしまわれているのか、大変興味深いところです。

いずれにしてもこれは根の深い問題です。もともと人を助けたいという志を持った人が医師になっているため、医師は得てして投薬も治療もできないことに無力感を感じがちで、患者が痛みや他の症状を訴えるとすぐに薬を出してしまう傾向があるからです。アメリカの有名なメイヨー・クリニック医科大学の教授でいらした故丸田俊彦先生は、若い医師から「患者に薬を出しておきました」と報告があったときに「誰のために出したんですか？　それは患者のためでなくあなた（医師）自身のためではないですよね」と尋ねるようにしているとおっしゃっておられました。

一方で患者さんの中にも、薬も何も出してくれない医師は何もできない医師のように言う人もいますので、投薬するほうも受けるほうもしっかりと考えて行うことはとても大切です。

実際には、痛みセンターに来て、薬を減らしてようやく良くなって帰っていったのに、またしばらくして別の医師を受診して同じようなパターンに陥ってしまう人もいます。人の行動というのは、難しいものです。

慢性疼痛の患者さんは、痛みがつらくて不安が高まると、精神的な自立が難しくなります。そういうときは周りの人々に助けてもらっていいのですが、不必要な薬をいっぱい出すような医師にはまってしまうのは困ります。

私には1年に1回しか会わない患者さんがたくさんいます。1年に1回会って、病状はそれほど心配するほどのものではないことや、慢性疼痛との上手な付き合い方を、改めて確認し合うのです。そうした患者さんたちの中には、精神的にも自立できていて、自分でうまく痛みをコントロールしている方も少なくありません。私としても、何かあったらここに相談に来ればいいと思ってもらえるなら、医師も患者さんの安心材料のひとつになれるかなと思っています。

〝幸せホルモン〟セロトニンは痛みを抑える？

痛みと脳の関係において、記憶以外に深く影響を及ぼしているのが、脳内ホルモンなどの神経伝達物質です。特に、痛みと関係しているのが、ドーパミン、セロトニン、ノルアドレナリンの3つ。ここで、それぞれの役割を簡単に説明しておきましょう。

これらの神経伝達物質は、まず、下行性疼痛抑制系といって、末梢神経から上がってくる痛みを脊髄のところでブロックするシステムに関係しています。

痛み刺激が末梢から上がってくると、脳の中でドーパミンが放出されます。これを受けて脊髄でセロトニンとノルアドレナリンが放出され、それぞれに痛みの情報をブロックします。

このうち、ノルアドレナリンは〝ストレスホルモン〟とも呼ばれるもので、きつい肉体作業をしたり、精神的に強い負担を感じたりすると、交感神経が興奮して放出されます。心拍や血圧などを上げて体の活性を上げますが、前述のメカニズムで脊髄においては痛みの情報が上がってくるのを抑制します。

セロトニンは〝幸せホルモン〟とも呼ばれるもので、精神が安定し、気持ちが落ち着いているときに放出されます。脊髄の先の脳幹にセロトニンニューロンという神経細胞があり、セロトニンが放出されるとこれが反応し、脊髄のところで痛み信号が上がってくるのを抑えるのです。

このように、セロトニンが下行性疼痛抑制系に関係していることは確かなので、慢性疼痛の患者さんにＳＳＲＩというセロトニンの働きを上げるうつ病の薬が使われることがあります。

確かに、脳内でセロトニンが増えれば、多幸感によって痛みを感じにくくなることはあるかもしれません。うつが良くなると、痛みが改善する人が多いのも事実です。

ただし、セロトニンが痛みにどう効果があるのかは、まだわかっていないことも少なくありません。たとえば、抗うつ剤としての使用量よりも少ない量で痛みがとれることもあって、その場合は、幸せホルモンとしての働き方ではなく、別のメカニズムでセロトニンが痛みを抑えているのではないか、という考え方も出てきています。

ちなみに、セロトニンというと、幸福感など、良いことばかりのようなイメージがありますが、実は末梢神経においては、痛みを発生させる働きをしています。場所によって、働きがまったく逆になったりするのです。

セロトニンを自然に増やすには、朝、しっかり太陽の光を浴び、規則正しい生活を送ることや、リズムに合わせて体を動かしたりすることが有効とされています。これらは慢性疼痛に限らず、心身の健康維持のために役立つことは確かですから、毎日の習慣にとりいれておいて損はないでしょう。

プラセボ効果とノシーボ効果

痛みは脳が感じているものですから、脳をだましたり勘違いさせたりすることで、実際に痛みは弱くもなるし、強くもなります。

その典型的な例が、プラセボ効果です。プラセボ効果とは、偽薬効果のこと。ただの水であっても、よく効く薬だと言われて処方されると、本当の薬のように効果が表れる、という現象です。

実は、プラセボ効果はかなり効果が高く、科学的な研究も非常に進んできていて決してばかにできません。プラセボ効果のメカニズムはいくつかありますが、脳が「これは効くぞ」と思って服用することで、脳内モルヒネが放出され、痛みが抑制されることが解明されています。私はがんの疼痛治療でも認可されているモルヒネ系のタペンタドールという、非常に有名な鎮痛剤の治験に携わったことがありますが、膝関節の慢性疼痛では、比較したプラセボ薬（偽薬）のほうが治療効果が上となりました。

よく、学生のラグビーの選手が〝魔法の水〟と言ってヤカンで水をかけたりします。あんなものは効くはずがないのですが、プラセボ効果で痛みを感じなくなることは、実際にあるのです。

私はある患者さんから、「先生、これ、すっごく効くんで、調べてみてください」と、〝タヌキのお尻のあぶら〟というものをもらったことがあります。とある地域では古くから万能薬として使われていたそうです。メカニズムはただの動物油としか考えられませんが、その患者さんによく効いたことは、間違いないでしょう。

近年、こうしたプラセボ効果の有効活用が認められるようになってきて、プラセボ製薬という会社もできています。〝本物の偽薬〟と銘打って、体に無害でこれといった有効成分も含まれていない薬を販売している会社です。プラセボ薬は見た目はよくあるタブレット薬で、一般の方が見たら、普通の薬にしか見えないでしょう。

プラセボ薬に関しては、ハーバード大学もいろいろ研究をしています。ハーバード・ブランドですから、それはもう、タヌキどころではありません。うまく使えるようになれば、痛みを軽減してくれる可能性は高いと思います。

さて、プラセボ効果はかなり有名になりましたが、ノシーボ効果というのをご存じでしょうか。

ノシーボ効果は、プラセボ効果のまさに反対です。この薬は効かないと思っていたり、副作用が出ると思っていたりすると、効くはずの薬も効かなくなったり、簡単に出ないはずの副作用が出たりすることを意味しています。こちらも、まさに脳のなせる業といえるでしょう。

実際、薬の添付文書に羅列してある副作用を見ただけで気分が悪くなり、それとそっくりの症状が出てしまう人がいます。今は、インフォームドコンセントの時代で、何でもかんでも患者さんに説明する方向になっていますが、自分で添付文書を読んで、不安に陥ってしまう人も少なくありません。〝知らぬが仏〟なのです。

確かに本当の情報を開示することは大切ですが、医療の中で薬をどう使っていくべきか、もっとこれから考えていかなければいけないと感じています。

薬に頼るばかりでは、良くなるものも良くならない

慢性疼痛の患者さんは、鎮静剤をはじめ、睡眠剤、抗不安薬、抗うつ剤、抗てんかん剤などがよく処方されます。

睡眠と痛みの関係は昔からよく研究されていて、慢性疼痛の人に睡眠リズムが整っていない人が多いのは確かです。痛いから眠れないのか、眠れないから痛くなるのか、そのあたりはよくわかっていません。

一般的には、睡眠時間が1日7時間を切るとあまりよくないといわれていますが、話をよく聞いてみると、「夜はいつも眠れないんです」と言いながらも、たくさん昼寝したりしている人はけっこういるようです。

それはさておき、問題は睡眠剤に依存しているパターンです。日本は世界的に見ても睡眠剤天国で、どんどん薬が処方されているケースが少なくありません。

特に、ベンゾジアゼピン系といって、脳の興奮を抑えることで眠気を促す睡眠剤は、

高い依存性があるため、海外の多くの国では使用量が厳しく規制されています。日本が一番、こんなに多く使われているようです。

私が気になっているのは、睡眠剤に限りません。慢性疼痛に処方されることがある抗うつ剤や抗不安薬、抗てんかん薬、神経障害性疼痛の痛み止めの薬は、ほとんどが眠くなります。ふらつきやめまいが出ることもあります。

たとえば神経障害性疼痛の治療薬（プレガバリン、ミロガバリン）や慢性疼痛治療薬（デュロキセチン、トラマドール系製剤など）の添付文書には「自動車の運転等危険を伴う機械の操作に従事しないように指導すること」とか「従事しないように注意すること」などと書いてあります。そのほかの抗うつ剤や抗不安薬、抗てんかん薬など、どれもほぼ同じようなことが書いてあります。

つまり、どの薬も頭がぼーっとしてしまうのです。痛いから仕方がないとはいえ、意識や判断能力はどうしても低下します。だから、こうした薬の服用により交通事故が起きてしまうこともあるのです。「運転をするな」と書いてありますが、慢性疼痛の患者さんの中には、自分で運転をしないと生活が難しい人も少なくありません。

今の痛みの医療の一番の問題点は、そこだと思います。こうした薬を過度に出し続けると、患者さんは薬に頼り切ってしまい、自分で体力などをつけて痛みをコントロールしていこうという意欲を失っていきます。そして、痛みをやわらげるためにさらに薬が増えていく。医師の中にも、疼痛コントロールをしっかりしてあげることが最重点課題との認識から、鎮痛薬を安全に使える最大量まで薬を出すべきという人もいますが、総合的な疼痛コントロールという意味から賛同しかねます。

もちろん、医学的に必要で、痛みを抑えないといけないとき、薬は頼りになります。でも、どのような状況やタイミングでどう薬を使っていくのが一番正解なのか、もっと議論を重ねていく必要があるでしょう。

第3章

運動で痛みの悪循環から抜け出す

人間の体は、本来50歳くらいで終了している

第3章では、運動することで痛みの悪循環から抜け出す方法を紹介していきたいと思います。

でも、ちょっとその前に、そもそも人間にとって運動が重要だと考えられる背景を解説しておきましょう。

今から74年前の昭和22年の平均寿命を見ると、男性50歳・女性53歳くらいです。昭和40年になると男性67歳・女性72歳くらいまで伸びます。現在は皆さんご存じのように、男女とも80歳を超えていて、女性は90歳になろうとしています。

食生活や医療が向上し、確かに平均寿命は長くなりました。昭和20年頃の終戦直後は肺炎で死ぬ人がすごく多かったのですが、薬の開発でどんどん少なくなっていきました。がんも以前は不治の病でしたが、現在はがんで亡くなる人も年々減っています。最近のがん患者の5年後の生存率は、前立腺がんだったら97パーセント以上、乳がん

も約80パーセントです。特に免疫チェックポイント阻害剤（オプシーボなど）の新薬が使われるようになって、肺がんの生存率もかなり上がってきました。

これらはもちろんいいことなのですが、長生きする人がたくさん出てくるとどうなるかというと、病気で死なない代わりに、関節や脊椎《せきつい》などの加齢による変形や炎症による痛みなどを抱える人が、どうしても増えてくるわけです。

データを見ると、変形性膝関節症が本格的に増えてくるのは40代からです。女性であれば、80歳で8割の人が膝の痛みを抱えています。肩については、腱板断裂といって肩の腱が完全に切れてしまう人たちが、50代で10人に1人います。これは肩関節周囲炎（いわゆる四十肩や五十肩）よりも重い症状ですが、四十肩・五十肩という言葉が示す通り、肩の調子が悪い人は40代くらいから増えてきて、80代になると3人に1人に達しています。腰椎すべり症も、やっぱり40歳くらいから増えはじめ、女性の場合、70歳くらいで約4割の人が発症しています。老眼もお約束のように40歳過ぎくらいから出はじめる。筋力の低下も、40歳過ぎたあたりから顕在化してきます。

こうしたデータは何を物語っているかといえば、我々人間の体は、本来、50歳くらいで終了している可能性が高いということです。戦前のように、50歳くらいで亡くなるのが、ある意味自然だったということです。

私たち人間は、その先も生き延びることで、どうしても膝が痛くなったり、腰が曲がったり、肩が上がらなくなったりということが起きてくるわけです。つまり、40歳を過ぎれば、体のどこかが痛いのはむしろ当たり前ということになります。

でも、痛いからといって運動しないでいると、筋萎縮や関節の拘縮《こうしゅく》（固まってしまう）が引き起こされ、体も動かなくなって、結果として痛みはさらに強くなり、介護に至ってしまう可能性が高くなります。

ですから、せっかく長生きすることになった以上、我々にとって、抗加齢はすごく大事なテーマだといえるでしょう。人の手を借りずに普通に生活ができる健康寿命と命の寿命の差は8～10年くらいあるので、この差をなんとか縮めることが、私たち1人ひとりにとって喜ばしく、医療費の圧縮にもつながって、国民の負担を減らすことになります。やっぱりピンピンコロリが望ましいわけで、それにはなんといっても、運動が非常に重要になってくるのです。

ここで、有名な「中之条町研究」の興味深いデータを紹介しておきましょう。群馬県中之条町の65歳以上の全住民５０００人を対象に２０００年から行われている、日常の身体活動と病気予防の関係についての調査研究です。

それによると、１日に２０００歩歩いた人は寝たきりを予防でき、４０００歩でうつ病、５０００歩で要支援・要介護、認知症、心疾患、脳卒中が予防できたというデータが出ています。よく歩き、よく動いている人のほうが健康を維持できるというのは、間違いないのです。

痛みをなくすのではなく、痛みで困らなくする

私が慢性疼痛《とうつう》の患者さんに運動をすすめるのは、健康維持のためだけではありません。何より、運動したほうが痛みを感じにくくなるからです。なぜ運動で痛みが軽減されるのでしょうか。理由をざっと挙げてみましょう。

・運動することで、痛みが出にくくなる

・筋肉がつくことで痛いところが守られ、痛みが出にくくなる
・運動することで脳内モルヒネが出たり、モチベーションが変わって痛みを感じにくくなる

では、ひとつめの「運動することで、痛みが出にくくなる」という点から、話を進めていきましょう。

慢性疼痛の患者さんは、よく、じっとしていると痛くなると言われます。動いているときのほうがまだマシとおっしゃる方は少なくありません。

ずっと同じ姿勢で立ったままでいたり座ったままでいると、筋の同じ部位に持続的に負荷がかかることで、筋肉が固縮してしまいます。少しでも体を動かすことで、それらを防ぐことができるのです。

私の患者さんでブティックの店員さんがいますが、マネキンのようにきちんとした同じ姿勢でいると、首、腰、背中が痛くなるとおっしゃいます。服などを試着した際に、お客さんが気を使ってもとに戻してくれるのはありがた迷惑だとおっしゃっていたことは、非常に教訓的なことだと思います。もちろん動いている間は運動に意識が

向くので、痛みから意識がはずれるということもあります。

第1章でもふれた通り、痛みは記憶と密接に関係しているので、何か別のことに集中していれば、痛みの記憶を呼び起こさずにすみます。好きなことがあれば、運動以外の趣味などでも、同様の効果が得られますが、体を動かす運動は意識を集中させやすいので、特におすすめです。

また、「筋肉がつくことで痛いところが守られ、痛みが出にくくなる」ということは古くから解明されています。高齢者に多い変形性膝関節症は、大腿四頭筋の訓練が疼痛軽減に非常に有効で、どの診療ガイドラインでも強く推奨されています。

このメカニズムとしては、筋力がつくことで関節などの不安定性（ぐらつき）が改善し、痛みが生じにくくなると考えられます。プロレスラーなど、どう考えても関節などをひどく傷めている人たちが飛んだりはねたりしているのをみると、筋力の重要性がよくわかると思います。

痛みセンターで私たちがやっているペインキャンプという入院カリキュラムでも、運動をすると痛みが減少し、うつのレベルも下がることが、データとしてはっきり出ています。痛みに対しての集学的治療を世界のリーダーとして進めているアメリカ・ワシントン州にあるリハビリテーション・インスティチュート・オブ・ワシントンでは、20日間の運動プログラムと教育で「痛み自体は変わらないけれど」、「痛みで困らなくなる」、その結果、就労できる人が増えることを明確に示しています。運動により痛みは痛みとしてあったとしても、痛みへのこだわりが低下し、痛みに振り回されにくくなるのです。これは非常に大事なことだと思います。

以前私が診ていた患者さんに、元々全国レベルの運動の選手で、ケガで脊髄《せきずい》損傷になり、車イスになってしまった人がいました。私たちのところにはじめて来たときは、下半身が氷水につけられているように痛いと泣いていたんです。運動もほとんどせず、精神状態も明確なうつ状態に陥っていました。

でも彼は、車イススポーツのチームに誘われて参加するようになってから、痛みで困らなくなっていったのです。そして最終的に、チームのリーダーになりました。

興味深かったのは、彼が感覚としての痛みは変わっていないと言っていたことです。私は運動が脳内モルヒネなどを出すことで良くなったと思っていましたが、それ以上にモチベーション（情動的要素など）が変わったことが大きかったのではないかと思います。

やはり家の中でじっとしていては、こうした新しい展開に出合う機会も減ってしまいます。体を動かすことで外に出て羽ばたいていけば、運動じゃなくても、気持ちが集中できるものに出合える可能性も広がります。ですから体を動かすということは、体力をつけるためだけでなく、痛みに囚われた生活から抜け出し、次のステップに行くためにも、絶対に必要だと私は考えています。

動かないと、体が固まって、余計に痛くなる

慢性疼痛の人に運動をすすめても、「痛いから動けない」という人が必ず出てきます。でも、動かないと、すでに述べてきたように、筋肉が萎縮します。何もせずにベッドの上にいた場合、筋力は1週間あたり10〜15パーセント低下し、筋肉量も1〜2日で1パーセントは減ってしまいます。持久力は低下し、関節の動きも悪くなります。

たとえば、骨折すると一般的に４週間ほどギプスをしますが、はずしたあとも、どうしても少なからず関節拘縮は残ります。

ですから骨がくっついたら、どんどん動かすことが大切です。一度固まってしまった関節を動かすのはものすごく痛いのですが、早い時期にそれをやっておかないと、組織はどんどんくっついてガチガチに固まってしまい、日常生活もままならない状態になることもあるからです。

また、どこかをかばってずっと動かさないでいると、他の部分にも影響が出てきます。たとえば、手首（前腕骨）を骨折したとして、４週間三角巾で吊っておいたとしましょう。すると、骨折が治った頃には、肩が固まってしまったりします。

代償運動の問題も出てきます。右手をかばって左ばっかり使っていると、背中が痛くなるとか、全然違うところに影響が出ることがあります。

さらに、毎日の運動量が減れば、最大酸素摂取量も低下し、循環血液量が減少します。動かなければ酸素や栄養素を供給する血液量もそんなに必要ないので、少なくなるわけです。同時に糖代謝サイクルも変化して、糖を体内でうまく処理できなくなり、糖尿病に傾いていきます。

つまり、これは私がいつも言っていることですが、動き続けられる体力を維持することが、何よりも一番大事なんです。たとえ腰が曲がっていたり、体のどこかが少々痛くても、動き続けてさえいられれば、筋肉も肺活量もそれ以外の健康状態も、それなりに維持し続けることができます。

もし、仮に長い間じっとしていることで痛みがなくなったとしても、その間に心肺機能や筋力がどんどん落ちていってしまったら、結局は動けない人になってしまうだけなのです。

ではどうすればいいか。

結論から言うと、１日約20分の有酸素運動と、週３〜４日の筋トレを習慣化することです。それぞれの詳細はこれから少しずつ解説していきますが、なんとか歩ける人なら、まずは毎日歩くところからはじめるのがいいでしょう。

最初は痛いところを無理に使おうとしなくていいし、無理にたくさん歩こうとしなくてもかまいません。できる範囲ではじめて、目標を徐々に上げていく。そして体力がついてきてから、少しずつ痛いところも使うようにしていくことをおすすめします。

ただし、痛みが強い人や、すでに病院に通っている人は、定期的に診てもらって、問題がないかどうか確認する必要はあります。その上で、医師がある程度動かしていいと言っているのであれば、ぜひ、運動にチャレンジしてみてください。

１日１回、体のエンジンをしっかり回そう

では、１日20分の有酸素運動から、具体的に見ていきましょう。

私が注目しているのは、中強度の有酸素運動です。心拍数でいうと、１分間に40代で１４０、50代で１３５、60代で１２５拍くらいまで上げるのが、中強度の運動の目安です。ウォーキングであれば、少し息が上がって、なんとか会話できるスピードになります。

これくらいの有酸素運動をしていないと、酸素を取り込む能力も血の巡りも悪くなって、体が衰えていきます。１日１回くらいは体のエンジンをしっかり回して、肺・

心臓・血管をしっかり使っていきましょう。肺を動かしているのは横隔膜や胸周りの筋肉なので、息が上がるくらいの運動をすれば、筋力も使うことになります。

ジョギングでも自転車でもかまいませんが、やはり気軽にはじめられるのは、1日20分のウォーキングでしょう。慢性疼痛で引きこもりがちになってしまっている人でも、1日20分歩ければ自信につながります。医師としても、「それだけ歩けたら大丈夫でしょう」と、自信を持って言えます。

ウォーキングに慣れてきたら、ジョギングにして、走る距離を少しずつ伸ばしていくのがいいと思います。

ただし、いくら走れるようになっても、マラソンまでするのはやり過ぎと言わざるを得ないところがあります。走れるとランナーズハイになって気分はいいかもしれませんが、物理的に体にいろいろなダメージを与えますので注意が必要です。

筋肉をつける運動は、毎日やらなくていい

次に、週3～4回の筋トレについて、どのくらいの負荷をかけてどれくらいの回数をやればいいか、目安を挙げておきましょう。

ウェイトトレーニングやマシントレーニングなどの場合、3～7回で限界を迎えるくらいの運動を、足腰、腹筋、背筋、腕で、それぞれ行う。筋肉を維持するには、それで十分です。筋肉を大きくしたいのであれば、8～12回です。

なお、筋トレは毎日やる必要はありません。週に最大で4日。毎日やるのはかえってよくありません。

というのも、負荷をかけて運動をすると、筋肉は伸びるときに少し傷つきます。筋肉細胞は傷つくと増殖する性質を持っているので、成長させるためにはちょっとくらい傷をつける必要があるのです。ただし、毎日傷つけられるとダメージを受けてしまうので、ちょっと使ったらちょっと休ませるのがコツ。だから、2日に1回くらいで

ちょうどいいのです。

ちょっと傷がつくといわゆる筋肉痛が出ます。これがあんまり強いと動けなくなってしまうので、ほんの少し痛いかなくらいの筋肉痛が出るのが理想的です。まったく痛みがないくらいだと、あまり意味がありません。

注意してほしいのは、ペース配分です。慢性疼痛の方の中には、ペースがうまくつかめず、やるとなったらものすごくやってしまう人が結構いらっしゃいます。そういう人に限って、やらないときはまったくやらなかったりするのです。仲間と一緒にできればベストですが、自分で記録をつけたり、周りの人に協力してもらって、できるだけ適切なペースを守ってチャレンジしてみてください。

効率がいいのはマシントレーニング。太極拳もおすすめ

筋トレは、できるだけいろいろな筋肉を鍛えたいので、家でできるなら、腹筋や腕立て、懸垂《けんすい》などをやるといいでしょう。とはいえ、普通は器具などもないでしょうし、

自分でプログラムを立てて行うのは、かなりハードルが高いと思います。ですから、できればジムに通ってマシントレーニングを行うことをおすすめします。

ジムに行けば、プロの人が組み立てたプログラムが用意されていますし、そもそもそのために作られたマシンですから、一番効率よく筋肉がつくはずなんです。負荷のかけ方や回数などは、無理せずできるところからはじめてみましょう。

ジムまで行かなければならないという欠点がありますが、たとえば週3回通うという目標を立てれば、家で1人でやるよりはモチベーションも上がるでしょう。仲間ができれば人との交流にもなりますし、長続きするかもしれません。

太極拳もおすすめです。下半身の筋肉強化に効くとか、転倒防止にいいといったデータがたくさん出ています。ただし、太極拳も独学はなかなか難しいので、教室に通ってみようという気になれるかどうかがポイントでしょう。

筋トレという意味では、水泳や水中ウォーキングも非常にいいです。しかし、これらは骨を強くする効果は期待できないことがわかっています。骨は衝撃を感じることで強くなっていくので、ジョギングなど、ジャンプ系の衝撃が必要だからです。

いずれも、継続して続けることが一番肝心です。私はこれまで、ちょっとずつでも長く運動を続けた人が、最終的に元気になっていくのを何人も見てきました。ぜひ皆さんも、自分が続けられる運動方法を探してみてください。

ゆっくりした動作で負荷をかける、スロー筋トレとゆっくりのラジオ体操

筋トレといっても、ダンベルを使った筋トレなどは、器具も必要ですし、一般の人ははじめづらいかもしれません。そこで、器具を使わずに誰でもすぐにはじめられる方法も紹介しておきましょう。下半身の筋肉をつける「スロー筋トレ」です。

このトレーニングは熊本大学の教授である都竹茂樹先生が考案したもので、メタボリック対策としてテレビ番組にも取り上げられるなど、注目を集めた運動法です。実は都竹先生は私の同級生で、もともとは寝たきり予防の観点から考え出したと話していました。

やり方は簡単です。まずイスに座ります。足は腰幅で、約30度ほどつま先を開きま

す。両手を腰にあて、体はできる範囲で垂直に保ちながら、４秒以上かけてゆっくり立ち上がり、４秒以上かけてゆっくり戻ります。立ち上がったときは膝を完全に伸ばしきらず、戻るときはイスぎりぎりで止め、腰掛けません。これを毎日10回×２セット行うと、下半身の筋肉に負荷がかかり、筋線維の合成が促進されます。

さらに、ゆっくり動かすことで成長ホルモンの分泌も促進されます。成長ホルモンが出れば筋肉量も増えるので、その結果、体脂肪も減少し、免疫力も高まり骨も強化されます。

やってみるとわかりますが、このスロー筋トレはけっこう力がいります。毎日続ければ、かなりの下半身強化になるでしょう。

これと同じ理屈で、ラジオ体操をゆっくり行うのもおすすめです。普通に行うラジオ体操は、筋トレという観点からは、あまりおすすめできません。調べてみたことがあるのですが、動きが速過ぎるため、負荷がかからず、筋力アップにはならないのです。でも、頭の中でカウントしながら、ゆっくりやれば、スロー筋トレと同じく、筋肉に負荷がかかるため、効果があると思います。

つまり、トレーニングはゆっくりでいいのです。というか、むしろ、ゆっくりのほうがいいのです。意識的にゆっくり動かすことで、効率よく、無理なく、筋力をアップしていきましょう。

動けるようになってきたら、負荷を徐々に増やしていかなければ筋肉はついていきません。たとえば、動かしている時間を長くする。スロー筋トレなら、4秒かけて立ち上がっていたのを5秒にする。他の体操でも、ダンベルの重さを上げたり、可動域を広げると、負荷が増えます。

筋トレ後は30分以内にたんぱく質をしっかりとる

効率よく筋肉量を上げるためには、食事も大切です。

最大のポイントは、筋トレ後、30分以内に、たんぱく質をしっかりとること。

運動直後にたんぱく質をとると、糖と一緒に大量のたんぱく質が筋肉に入っていきます。運動直後の筋肉は、パクパクと栄養を欲しがっている池の鯉のような状態になっているので、そのときに栄養を与えるのが一番効率がいいのです。

運動直後であれば、糖が筋肉に入っていくことで、血液に回る糖が減り、糖尿病の予防にもなります。反対に、食事をとるタイミングが遅れると、糖は筋肉に入らないため、無駄なエネルギーとして脂肪になり、蓄積されやすくなります。

なお、筋肉を増やすためには、アミノ酸が重要です。アミノ酸はたんぱく質を分解したものなので、鶏肉や卵などで補給するのが理想的です。

ただし、現実問題として、食事だけで十分なアミノ酸をとるのはなかなか大変です。ホエイプロテインなどのサプリメントを活用するのが効率的でしょう。

栄養の面でいうと、ビタミンやミネラルなど、ほかのさまざまな栄養素ももちろん大事ですが、アミノ酸以外にあと1つ挙げるなら、ビタミンDが重要です。筋肉の再生に効果があるという報告があります。カルシウムを体内にとり込むときにも働き、骨の再生にもかかわっているので、筋骨強化のために欠かせない栄養素ともいえるでしょう。

痛いところも、動かしてみよう

慢性疼痛の患者さんであれば、痛いのに動かして本当に大丈夫なのか？と、心配になることもあると思います。

でも、安静が必要なのは、基本的に急性疼痛の患者さんです。

たとえば、筋肉を傷めてしまった場合、筋肉がきれいに元に戻るには、約３週間かかります。皮膚が切れて縫合した場合、完全にくっつくのに約２週間かかります。２週間以内だと、くっついたように見えても思い切り引っ張るとはがれることもあるので、注意が必要です。３週間たてば、完全にくっついているので、もう絶対にはがれません。

慢性疼痛の患者さんは、急性疼痛の患者さんのように筋肉や皮膚が傷ついている状態ではありません。だから、少々痛くても、基本的にはどんどん動かして大丈夫です。

もしぎっくり腰をして３週間ほとんど体を動かさなかったら、確実に筋肉が痩せ、関節の動きが悪くなります。ですから最近では、腰痛の治療ガイドラインなどでも、ぎっくり腰のような急性疼痛の場合でも、注意しながら4日目くらいから少しずつ動かしたほうがいいとうたっています。

しかも、近年の研究で、運動すると、痛覚の感受性が下がり、痛みを感じにくくなることがわかってきました。動かしていないところも含め、全体に痛みの閾値《いきち》（限界）が上がり、痛みを感じにくくなりますが、特に動かした部分の閾値が上がるようです。痛いところばかり動かすと効果が低下するというデータもあるので、無理せず、動かせる範囲で動かすことが大事だと思います。

痛いところを動かさないと、その部分の筋力低下や関節の拘縮は確実に進みますから、自信がついてきたら、少しずつ痛いところも動かしていくことが重要です。痛いところを動かすのはかなりのストレスですから、必要に応じて痛み止めを使ったり、休んだりして痛みと付き合いながら、チャレンジしていきましょう。

実のところ、「痛いんだったら動かさないほうがいいですね」と、ことなかれ主義のアドバイスをする医師も中にはいます。そういうアドバイスにばかりあっていると、患者さんはどんどん動かさなくなります。キネシオフォビアといって、運動恐怖症みたいになってしまう人もいるのです。

整形外科医には、たとえば椎間板《ついかんばん》ヘルニアが見つかったりすると、①ことなかれ主義の安静指導をする医師、②動かしても大丈夫と言う医師、③病態を重度に捉えてしまって（手術しないで放置すると）歩けなくなるなどと脅すようなことを言ってしまう医師と、だいたい3種類くらいいるわけです。

あるケースでは手術も必要ですし、安静が必要なケースもありますから、患者さんの立場からは病態を分析してケースバイケースに対応方針を立てていってくれる医師が望ましいといえます。ただ、現実的には全員の医師がきちんとした経験に基づいた判断ができているかは疑問な点もあります。また、患者さんがどのように医師の言葉を受けとめたかという点も課題となります。

痛みセンターに来た患者さんにも、「これまでの主治医に腰を安静にしろと言われていたので3年間前屈姿勢をとっていません」という人もいました。そんなことをしたら、腰が固まってしまうだけでしょう。

いずれにしても、慢性疼痛の患者さんの場合、同じ症状が続き急激な変化がないのであれば、心配し過ぎは禁物です。どうか安心して、少しずつ体を動かしていってください。

運動をすると、痛みを抑えるホルモンが出る

ここまで述べてきた通り、運動して筋肉がつき、関節の動きが良くなると、体力がつき、痛みを感じにくくなります。さらに注目したいのは、運動することでホルモンなどが放出され、痛みが軽減されるという点です。

まず、運動をすると達成感によって脳内でドーパミンが放出されます。それを受けて側《そく》坐《ざ》核《かく》で脳内モルヒネが放出され、結果的に痛みのレベルが下がります。

また、運動することでセロトニンなどの活動が活発になり、下行性疼痛抑制系が働いて、痛みを感じにくくなることもあるでしょう。要するに、運動は天然の鎮痛剤ともいえるわけです。

近年、運動によって痛みが抑えられるメカニズムがいろいろと研究されていて、だいたい20〜30分くらい有酸素運動を続けていると、ベータエンドルフィンやカンナビノイドという脳内麻薬が出てくることもわかっています。こうしたものが分泌されると、人は幸福感を感じ、痛みや苦しみをあまり感じなくなります。これがいわゆる、ランナーズハイです。

この脳内麻薬が出てくるまで約20分はかかるので、あまりに短時間のちょっとした運動では期待できないことは知っておく必要があります。

付け加えると、最近、筋肉から出てくるマイオカインという成分に注目が集まっています。マイオカインは筋肉から出る成分の総称で、20種類以上あるといわれていま す。筋肉を動かすことで、分泌量は増えるようです。

マイオカインについては、まだわかっていないことも多いのですが、分泌されると血流にのって全身に届き、うつを改善するとか、血糖値を下げるとか、生活習慣病にもいいとか、いろいろいわれています。

マイオカインはどの筋肉からも出ているようですが、太ももの大腿四頭筋は、体の中でももっとも大きい筋肉なので、スロー筋トレなどでこの部分をしっかり鍛えると、効率よく分泌されると考えられます。

そういう意味では、筋肉はただ体を動かすためだけのものではなく、内分泌器官のひとつと考えることもできるわけです。痛みを抑える成分や健康維持に役立つ成分を、筋肉からしっかり分泌させていきましょう。

ただし、体内でこういうメカニズムが働いているということは、薬と同じで適切に運動を行わなければ副作用的なものも当然出てきます。特に慢性疼痛の患者さんはやり過ぎる傾向にあり、かえって体を痛めてしまう人もしばしば見ます。ストレッチや有酸素運動は良いのですが、先に書いたように筋力トレーニングを毎日やるのはやり過ぎです。少しずつ負荷を高めつつ、長く続けることが大切です。

まずは、お尻のストレッチ

ここまで運動の大切さと、有酸素運動や筋トレについて紹介してきましたが、いきなりそんなことを言われても、とても無理だと感じる人も少なくないと思います。

そんな方は、まずはお尻のストレッチからはじめてみましょう。

なぜお尻かというと、お尻の周りには、腰をはじめ、姿勢全体に影響を及ぼす重要な筋肉がたくさんあるからです。まず、お尻という土台をしっかりさせないとそこから上にゆがみができ、痛みが出やすい体になってしまいます。

特に、お尻の後ろにある大臀筋《だいでんきん》と、お尻の横にある中臀筋は、どちらも骨盤を安定させたり股関節を動かしたりする筋肉で、歩いたり走ったりするときに大切な役割を果たしています。これらをしっかり伸ばして、まずは運動しやすい体にしていきましょう。

実は、肩こり同様、お尻が痛いという人はかなり多いです。現代社会は座りっぱなしで仕事をしている人も多く、とにかく動かない状態が増えているので、お尻の筋肉が固まりがちです。私はこれを、〝尻こり〟と呼んでいます。

お尻が痛いと、つい柔らかいクッションを使うようになりがちですが、そうするとお尻の筋肉が硬くなって余計に痛くなってしまいます。

それでは、尻こり解消のためのストレッチを2種類紹介しましょう。

◎膝を胸に近づけるストレッチ

イスに座った状態でも、あおむけに寝転がった状態でもかまいません。まず、右足のすねのあたりを両手で持って、左胸にぐっと近づけます。お尻の後ろの筋肉が伸びているのを感じてください。反対側も、同じようにやってみましょう。無理にぐいぐいやらずに、可能な範囲でかまいません。

◎イスに座って行うお尻のストレッチ

イスに浅めに腰かけ、左の足の裏はしっかり床につけた状態で、右の足首を左の太ももの上にのせます。右の足が床と平行になるように、できる範囲で膝を倒します。その状態で背筋を伸ばしたまま、ゆっくり上半身を前に倒します。反対の足も同様に行います。

どちらのストレッチも、最初は、左右それぞれ5回ずつくらいからはじめてみるといいでしょう。慣れてきたら、少し回数を増やしてみましょう。

肩こり解消には、肩甲骨周りの筋肉を動かす

下半身でお尻の筋肉の重要性にふれたので、上半身では、不調を感じる人が特に多い、肩周りの筋肉について解説しておきましょう。

肩の関節は他の関節と比べて複雑で、非常に特別な仕組みになっています。二の腕の上腕骨の上の部分が丸いジョイントになっていて、どの方向にも動く構造です。その上に筋肉が覆いかぶさっているため、変に力を入れると骨と骨の間に筋肉が挟み込まれてしまうこともあります。実際、野球選手などはよく損傷します。

肩が痛い人には、一般的には振り子運動をすすめています。腕をおろしたまま、ダンベルなど重りになるものを持って、前後左右に振ったり、円を描くように動かすのです。筋力をつけるというより、関節の可動域を広げることで、痛くなりにくい状態

にしていきます。

なお、いわゆる肩こりの場合は、肩甲骨を動かすことがとても重要です。骨格の構造上、腕は単独では90度より上、つまり肩より上には上がりません。そこから上は、肩甲骨によって引き上げられているのです。

実は、肩甲骨も非常にユニークな骨です。この骨は背骨にはくっついていなくて、周りの筋肉によって支えられています。いわば、背中で浮いている状態なのです。それでいて、腕とは筋肉によってつながっているので、腕をおろしたときの重みは、常に肩甲骨が支えていることになります。ですから、肩甲骨周りの筋肉がしっかりしていないと、肩は具合が悪くなるのです。

その典型が肩こりです。肩甲骨周りの筋肉が弱いことで、起こります。筋肉が少ない女性に圧倒的に多いのはそのためです。

時代劇で見たことがあると思いますが、偉い人の座るところには肘掛けがあります。現代でも高級なイスには肘掛けが付いています。それは肘をのせることで、肩甲骨を支えている筋肉の負担が減ってラクになるからです。

ですから、肩こりがひどい人は、イスに座って膝の上に大きなクッションなどを置き、その上に両腕をのせると、リラックスできます。

ずっとリラックスさせてばかりでは筋力はどんどん衰えてしまいますので、マシントレーニングなどで筋トレも行って、肩甲骨周りの筋肉を良好な状態に保っていきましょう。

姿勢が痛みに与える影響は大きい

慢性疼痛には、姿勢の問題も大きくからんでいます。

たとえば、デスクワークなど、同じ姿勢でずっといるというのはすごくしんどいものです。デパートの店員さんの中には、パンプスを履いてじっと立っていなければいけない人がいますが、あれでは慢性疼痛になる人も出てくるでしょう。

先にも述べましたが、あるブティックの店員をしている患者さんは、お客さんが見た服の片づけで少し体を動かすだけで、ちょっとはラクになると言っていました。やはりじっと立っているというのは、すごくつらいようです。

デスクワークの人もそうです。じっと座っていると腰など、どこかに痛みが出てきます。たまに休んで体を動かすと、少し良くなる。外を出歩いているときは痛くないけれど、会社に戻って席に座り、同じ姿勢でいるとまた痛くなる、といった具合です。

私の場合、以前はずっと首が慢性疼痛でした。昔、水曜日と金曜日が手術日で頸椎《けいつい》手術をするのが私の担当でした。この手術はちょっと間違うと脊髄にふれてしまうような微妙なところをドリルで削り続ける、非常に緊張感の高い手術で、下をのぞき込むような姿勢のまま、長い時は8時間以上です。自分の頭の重さだけでも5キロあって、その上、医療ドラマでよく見るルーペのついた眼鏡をかけていました。あれはものすごく重いんです。それで首にかなりの負荷がかかり、毎週金曜日の夜になると、必ず首が痛くなっていたわけです。

でも、痛みセンターの教授になって自分で手術をしなくなったら、首は痛くなくなりました。やはり、あの姿勢が痛みの原因になっていたのでしょう。

その代わり、座っている時間が長くなったからか、お尻が痛くなるようになりました。状況が変わり、いつもとっている姿勢が変わってくると、慢性疼痛の痛い場所や痛み方も変わってくるということです。

ですから、基本的に良い姿勢でいることも、体力維持と痛み防止の上で非常に重要です。たとえば、うつむき加減の巻き肩になると、構造上、腕は上に上がらなくなります。試しに、まず猫背にしてから腕を上げようとしてください。次に胸をそらしてから腕を上げようとしてください。胸をそらしたときのほうが、ずっと上げやすいのがわかるでしょう。

また、胸をそらすと肋骨も広がるため、呼吸もしやすくなって、酸素を取り込みやすくなります。アスリートなどは、左右の肩甲骨同士が後ろの背骨のところでひっつくくらいまで胸を広げるよう、指導されるそうです。データをとったことはありませんが、同じ人でも猫背にすると肺活量が低くなると思います。

痛いところがある人はどうしても猫背になって防御姿勢になりがちです。これだと、余計動かなくなり、酸素を取り込む能力も低下し、どんどん悪い方向に傾いてしまいます。

良い姿勢でいるためには、やはり筋力が必要です。運動によって筋肉がつき、良い姿勢を保てるようになってきたら、痛みが改善される可能性は非常に高いでしょう。

ただし、ふだん猫背の人が急に思い立って良い姿勢を保とうとすると、そのあと、ものすごく痛くなったりします。ずっと慣れていた姿勢のための筋肉なので、体は急には変われないことは知っておく必要があります。また、良い姿勢といっても、ずっと同じ姿勢は一部の筋肉に過度の負担になるので、良いポジションを基本にときどき動かすことも大切です。

私が運動をはじめた理由

私は今、週に4日くらい4〜5キロ走って、週に2回は腕立て伏せや懸垂などの筋トレをするようにしています。前からそうだったわけではありません。愛知医大に来て一時体重がすごく増えてしまったことがあって、運動療養センターの責任者になってから、心を改めて運動するようになったのです。

その頃から、山登りもするようになりました。最初は1人で行っていたのですが、危ないので7、8年前に山岳連盟に所属している山岳会に入会しました。山岳会は本格的で、ザイルを出したりピッケルを使ったりするし、体力がないと事故につながるシビアな世界です。自分の体が動かなかったり、途中でへばってしまうと、みんなに迷惑がかかります。だから、日々の体力作りが欠かせなくなったわけです。

今でこそ、20キロの荷物を背負って登れるようになりましたが、山登りをはじめたばかりのとき、18キロ背負って夏の鈴鹿を登ろうとして、死にそうになりました。それまでは階段を上るだけでゼーゼー言うような状態で、ほとんど登山経験もなかったのに、なんとかなると思ったんですね。最初は頑張って歩いていましたが、途中でへたり込んでしまいました。そうしたら年長の女性の仲間が歩み寄ってきて、「私、持ってあげよか」と声をかけられたんです。これは衝撃でした。結局、水など捨てられるものはどんどん捨てて、なんとか登り切りましたが、それは大変な思いをしました。

この経験を機に、私は真面目に運動するようになったわけですが、それでも最初はウォーキングレベルでした。その後ジョギングになり、登山では腕の力も必要なので、筋トレもやるようになりました。やれば確実に力はついてきます。おっさんなので、もうなかなか筋肉は増えませんが、せめて維持だけはするようにしています。

山岳会に入ったことで、色々と考えるところもありました。ある程度の年齢になったらみんな衰えていくものだと思っていたのですが、山岳会の人々は、体力をしっかり維持できていたのです。私が今入っている山岳会は平均年齢が60歳くらいですが、皆さん本当にお元気です。70歳くらいのFさんは、一時、膝が痛いと言ってストックをついていたのですが、今はもう、普通に歩いて登っています。「ずっと登っていたら痛くなくなったわ」なんて言っていました。

もちろん山岳会に入っている段階で、メンタル的にも体力的にも相当強い人の集団であることは間違いありません。中には毎週登山している人や、今日登って明日も登るという人もいて本当にびっくりします。60を過ぎてもそれくらい体力がある人たちが、実際にいるのです。

皆さん、だいたい2週に1回登っていれば、体力を維持できると言っています。私はそこまでは無理ですが、年に10回くらいは登っていますし、日本アルプスにも年に何回かは登る予定にしています。体力を維持しておかないと好きな登山もできなくなってしまうので、これからも頑張って運動を続けていくつもりです。

田んぼ仕事をしている、元気なじいちゃんを目指そう！

第3章の最後に、慢性疼痛の患者さんに運動をすすめるとき、私がよく話題にしている〝田んぼをしているじいちゃん〟の話を付け加えておきましょう。

田んぼをしているじいちゃんは、骨は曲がっているし関節もあちこち痛い。しかし、毎日腰が痛いとか言いながらも、田んぼの仕事をしています。毎日表に出て、結構な力仕事をこなし、何でも自分でやっている。そうやって動いている人は体も心臓もきちんと動いていて、なんだかんだ言いながら、土日には釣りに行ったり、好きなことをして人生を楽しんでいるんですね。

今は痛いから運動はもう少し経ってからとか、完全に痛みをとってから動き出そうと考えていると、体は動くようになってきませんし、何より、人生を楽しめません。

患者さんは、薬でラクになるなら運動より手軽でいいと薬を求めがちですが、それでは一時的な解決にしかなりません。もちろん、薬を使ったほうがいいときもあります。でも、何より大切なのは、やっぱり、多少痛くてもコントロールしながらそれなりに動ける体力作りでしょう。

体力が足りないと活動性は低下していきます。すると、さらに体力が低下し、痛みも増して、何をやってもどうも楽しく感じられないといったことが起きてきます。それではせっかく生きているのに、幸せとはいえません。

運動をすることで活動性が上がってくると、痛みは消えなくても、できることは必ず増えてきます。体が動くようになるだけでなく、体調も上がってきて、食事も前よりおいしく感じるようになります。実際、食べ物の味が以前よりわかるようになってきただけで、前よりだいぶ幸せになったと言っていた患者さんもいました。

そうやって、運動をすることがきっかけとなって、負の方向に回り続けていた痛みの悪循環から抜け出していく人がたくさんいます。ぜひ、今日からでも、できる範囲で運動にチャレンジしてみてください。

第4章

ケガや病気が治っても、なぜ「痛い」のか

非常にやっかいな痛み、神経障害性疼痛やCRPS

第4章では、ケガや病気が治ってもなぜ「痛い」のか、神経系の問題や精神的側面から探っていくことにしましょう。

その前に、まずは慢性疼痛《とうつう》について、少しおさらいしておきましょう。

国際疼痛学会では、おおむね3か月以上続く痛みを慢性疼痛と定義付けています。

ひどい慢性疼痛が続くと、ただ痛いだけではすまなくなってきます。痛くて眠れなくなり、不安やうつなども起こってきて、行動がどんどん狭まっていきます。するとますます痛みが強くなって、精神的にも落ち込みがひどくなるという、痛みの悪循環にはまり込んでしまうのです。

痛みの発症・維持のメカニズムは、侵害受容性疼痛、神経障害性疼痛、ノシプラスティックペイン（Nociplastic Pain）という、大きく3つに分けられます。

なんだか難しそうに見えるかもしれませんが、侵害受容性疼痛とは、ケガなどによって、末梢神経のセンサーである侵害受容体が直接刺激されることにより生じる、一般的な痛みのことです。

一方、神経障害性疼痛は、神経そのものの損傷や疾患で発生する痛みのことです。たとえば坐骨《ざこつ》神経痛、帯状疱疹後神経痛、糖尿病性の神経障害、脳卒中後に起きる体の痛み、がんの化学療法後の神経障害など、体のあらゆる部分に分布する神経が傷ついたり壊れたりすることで生じます。

これらは強い持続性の痛みのために、睡眠障害やうつなども起きて多くの人を苦しめることになるため、たくさんの研究が行われています。しかし、その病態はまだまだ解明できていないことも多く、非常にやっかいな痛みです。

加えて、我々痛みの医療者を困らせているのは、明らかな組織や神経の傷害がないにもかかわらず、さまざまなメカニズムで神経が過敏になって痛みを生じるノシプラスティックペインです。これには体のあちこちが痛くなる原因不明の線維筋痛症や、些細なケガなどを起点として強い痛みを生じるＣＲＰＳ（複合性局初疼痛症候群Ｉ）などがあります。神経障害性疼痛やＣＲＰＳは、外部からの刺激がなくても神経が自発的に痛みを起こしたり、ただ触れただけでも強い痛みを感じてしまうアロディニアという病態を生じたりします。

神経障害性疼痛の中でも特につらい、卒中後疼痛

先にふれた神経障害性疼痛は、侵害された神経の部位によって、さらに2つに分類されます。侵害された部位が末梢神経であるものが末梢性神経障害性疼痛、脊髄《せきずい》や脳などの中枢神経であるものが中枢性神経障害性疼痛です。

そして、中枢性神経障害性疼痛の中でも特につらいのが、卒中後疼痛です。脳梗塞や脳出血のあとに起こるもので、脳卒中によって脳神経が傷つき、体の感覚が鈍くなっているところに強い痛みを感じたりします。

こうした痛みは卒中の直後はそうでもなく、リハビリなどで体の感覚が回復してきた頃に出てきます。焼けつくような痛みやしびれるような痛みが、左右どちらかの顔や、胴体、手足などに発生します。

卒中後疼痛の患者さんは、脳の神経が障害が受けているため、手に勝手に力が入って固まってしまうなど、ほかにも多彩な症状が出てきます。認知機能の問題なども並行して起こってくる場合もあるので、そうした不快な感覚をご本人がちゃんと伝えられず苦しまれるといったこともあります。

手が固まったりすると、伸ばすときにとても痛いのですが、伸ばさないとますます固まって動かなくなってしまうため、リハビリがとても重要になってきます。しかし脳の運動野を損傷している場合は、動くようにはなりません。リハビリをしてできるだけほかの神経系でカバーするようにするのですが、限界があります。

脳卒中は命にかかわる深刻な病気なので、まずは命が助かることが一番大切ですが、卒中後疼痛が起きると、その後の生活に大きな支障が出てしまうことが少なくありません。介護が必要になる大きな要因にもなっています。

卒中後疼痛については、薬もあるにはあるのですが、ほとんど効きません。今の医療技術ではあまり手だてがないのが現状であり、今後私たちが闘っていかなければいけない、大きな問題だと思っています。

一方、末梢性神経障害性疼痛の代表的なものとしては、頚椎《けいつい》や腰椎の椎間板ヘルニアなどにより神経が傷害される神経根症、水疱《すいほう》ウイルスにより神経が傷害される帯状疱疹後神経痛や糖尿病性の神経障害性疼痛などがよく見られます。これらはいずれも傷害された神経の領域にしびれや痛みを生じます。

事故などにあって神経が途中で切れてしまったときも、やはり神経の誤作動が起きやすくなります。腕などが切断されるとその際に神経も切断されて傷害されますが、そのときにはなくなっている腕が痛く感じる〝幻肢痛《げんしつう》〟を生じることがあります。

神経が物理的に切れると、切れた神経の先には断端《だんたん》神経腫といって、ふくらみのような丸みができます。その部分にはノルアドレナリンの受容体をはじめ、いろいろな受容体がたくさんできてしまうことがわかっています。そのため、交感神経が興奮してノルアドレナリンが放出されると、痛みが生じたりするのです。

このように、神経が傷害されて引き起こされる神経障害性疼痛は痛みを伝えたり認識したりするメカニズムの障害のため、痛みのコントロールが困難なケースが多いといえます。

CRPSのメカニズムを考える

ＣＲＰＳはアロディニア（痛くないはずの刺激も痛みに感じてしまう症状）や痛覚過敏（痛みを引き起こす刺激で余計に強く痛みを感じてしまう現象）などが起きる非常につらい状態です。発汗や強い腫脹《しゅちょう》に加えて、骨萎縮などさまざまな異常が出て、重度の慢性疼痛になってしまうものです。不思議なことに、ちょっと捻挫したり、軽く骨折しただけでも起こり得ます。

ＣＲＰＳについては、未だによくわかっていないことも多いのですが、以前から、転んで手を骨折し、ギプス固定していたあとに起こりやすいことが知られていました。そこで１９９５年にテキサス大学ガルベストン校に留学した私は、ラットの前足をギプスで固定しておくとどんな変化が起きるか、という研究をしました。

具体的には、手首を骨折させて3～4週間ギプスを巻いたラットＡ群と、骨折はしていないけれど3～4週間ギプスを巻いたラットＢ群を観察する実験でした。

その結果、驚いたことに、Ａ群のラットも、骨折していなかったＢ群のラットも、ギプスをはずしたあと、まったく手を使わないラットになってしまったのです。

調べてみると、ギプスをしていた側の手は関節が固まってしまい、筋肉もとてもやせ細っていました。ＣＴを撮ってみると、骨の組織も弱くなっていました。使っていなければ骨が痩せるというのは整形外科の常識なので、どこまでが病的な骨萎縮なのかは何とも言えませんが、とにかくＢ群のラットは、ギプスをしていただけで、手を使わなくなってしまったのです。

それから、ギプスをはずした手をつついてみると、Ａ群もＢ群もものすごく反応するようになっていました。感覚的にも異常が起きている、ということです。

さらに、電気生理学の実験をしてみると、ギプスをしていたラットは、ワイドダイナミックレンジニューロンという、いろいろな刺激に幅広く反応する細胞が増えているというデータも出てきました。

私のこの実験は注目され、当時この分野をリードしていたワシントンペインセンターのバトラー先生たちがヒトでの応用研究を進められました。その結果、健常者でも

４週間ギプスを巻いておくと痛みの閾値《いきち》（限界）が下がる、つまり、軽い刺激でも痛がるようになるなど、いろいろなことがわかってきたのです。

それまで、アロディニアのような慢性疼痛は、強い刺激を受け続けていることで神経に性格的変化が起こった結果だと考えられていたわけですが、日常的に使えない状態にしておくだけで神経は性格を変えるかもしれないということが、ここへきてはっきりしてきました。

どんどん刺激してもおかしくなるし、まったく使わなくてもおかしくなる。１９９５年から２０００年にかけて、そういったことが痛み研究の世界で明らかになってきたのです。

CRPSの患者さんの神経切断手術をして

日本に戻った私は、いったん痛みの基礎研究から離れ、高知医科大学（現高知大学）附属病院の整形外科医として働いていました。ここで、その頃私が担当した、C

ＲＰＳの患者さんの手術について、お話ししておきたいと思います。

50代の男性で、軽微な交通事故で頚《けい》椎《つい》捻挫になったのですが、１か月くらい経ってから、突然右手がひどく腫れてしまい、来院されました。手は腫れているのにとても冷たくなっていて、アロディニアと痛覚過敏の両方があり、風があたるだけでも激痛が走る状態でした。しびれもあり、肩より下は重いだけで、自分が思ったようにも動かせない。それだけの症状を抱えているわけですから、当然普通に暮らせないし、精神的にもうつ的になってしまっていました。

ブロック注射をはじめ、いくつかの治療を試みましたがどうしても良くならない。患者さんも本当に困っている。その頃の私は、慢性疼痛の原因は、脊髄から末梢神経にかけての問題が大きいと考えていたこともあり、患者さんともよく話し合って、脊髄の中の、感覚の伝導路を切断する手術を行うことにしたのです。

末梢からの信号が脳に届かなくなるので、もう痛みを感じなくなるはずです。痛みだけでなくすべての感覚がなくなってしまうのですが、常に激痛があるよりはいい、という結論のもとに行った手術でした。

その結果、確かに痛みは70から30くらいまで改善し、うつの尺度も改善しました。また、感覚の神経は切ってしまいましたが、動かす神経は温存していたので、なんとか手を使えるようになりました。奥さんが、「お父さんの手は二度と触れないと思っていたけれど、これで触れるようになりました」と言ってくれたのが、とても印象に残っています。

しかし、約3か月後、予期せぬ術後遅発合併症が起こりました。昼も夜もずっと一日中、勝手に手が開いたり閉じたりするようになったのです。調べてみると、どうもレム睡眠のときだけは止まるということがわかりました。いろいろ試みましたが、この動きはどうすることもできませんでした。また、痛覚がないので骨折などを防ぐためにプロテクターをすることになりました。

ほかにも、「目の裏側が痒く感じる」など、不思議な症状がほかにもいくつか出てきました。理由ははっきりしていません。ただ、脳の中で体の感覚を感じる体性感覚野において、手を担当している部分のすぐとなりが、目を担当している部分なのです。おそらく、手からの信号がずっと入ってこなかったことで、脳の神経が別の仕組みを作ろうとしたのでしょう。とにかく、予想外なことが起きてしまったわけです。

脊髄や脳などの中枢神経にメスを入れるということは、後戻りはできません。脳や神経の仕組みが解明しきれていない以上、やはり非常に慎重に行わなければいけないことだと感じています。

痛みの研究を再開してわかったこと

臨床では痛み診療はしているものの少し痛みの基礎研究から離れていた私は、その数年後、また痛みの研究を再開することになります。

そのきっかけとなったのが、２００２年。私が今現在勤務している、愛知医科大学付属病院の学際的痛みセンターがオープンするときのことでした。

当時、日本整形外科学会理事長をされていた上司の山本博司先生（高知医科大学整形外科教授）から、愛知医科大に痛みセンターができるから、代わりに挨拶に行ってくるように言われ、理事長の名代として訪ねて行ったのです。

学際的痛みセンターを開設したのは、痛み研究の世界的権威だった故熊澤孝朗先生です。当時の私は、忙しい整形外科の診療の傍ら、痛みの研究をライフワークとして少しずつ進めていこうと思っていましたが、痛み一本での専門家になるとまでは考えていませんでした。痛みセンターに行ったのは、もちろん、高名な熊澤先生にお会いできるということと、理事長の指示を受けたからです。当時は、まさかいずれ自分がそこで働くことになるとは、夢にも思っていませんでした。

それはさておき、挨拶でセンターを訪れたその日、私は熊澤先生のグループが行っていた実験を見学させてもらうことになりました。そのとき彼らがやっていた実験が、ラットの足を２週間ギプス固定しておくと、刺激に対して過度に反応するラットになる、というものだったんです。

かつて私がアメリカで行っていた実験とほぼ同じ実験を目の前で見て、私は再び、こうしちゃおれん、という気持ちになりました。そして、高知大学で痛み研究グループを立ち上げて、基礎実験を再開したのです。

２００２年から２００７年までさまざまな実験をやらせてもらいましたが、固定しているというのは、どうも末梢神経の反応が脊髄のところでおかしくなっているからではないか、ということがわかりはじめました。

また、その頃、長崎大学の沖田実先生たちがやっていた実験では、筋肉をギプス固定すると、筋肉の1個1個の細胞が小さくなり、筋肉が痩せてくるという結果が出ていました。同時に、筋肉の周りの繊維が分厚くなるため、固まって動かしにくくなるというデータも報告されました。

ほかにも、ずっと動かさない筋肉を調べてみると、いわゆる赤身の筋肉が減っているという研究結果が、たくさん出てきました。マグロのような赤身の筋肉が減るということは、持久力が落ちるということです。さらに、関節滑膜《かつまく》がくっついてしまったり、軟骨が圧迫したりと、さまざまな変化が起こることがはっきりしてきました。

痛みで神経の性格が変わると、神経の誤作動が起きる

ここまで見てきた通り、痛み刺激を受けるうちに、あるいは、動かさないでいるう

ちに、神経は性格を変え、いろいろなおかしな反応を起こすようになることは、間違いありません。

神経反応がおかしくなると、痛みを強く感じたり、普通なら痛くない刺激でも痛みとして感じることがあるわけですが、ＣＲＰＳのような重症の場合は、痛み以外にも、すごく腫れたり、骨が薄くなったりといった、恐ろしいことが起きてきます。

このあたりは、メカニズム的にまだはっきりしていない部分もありますが、そもそも感覚神経はただ感覚をとらえるだけの器官ではなく、内分泌器官でもあるということが関係していると思われます。

たとえば、健常者が手を叩かれて腫れるという現象は、神経が刺激に反応して神経ペプチドというたんぱく質を出すことで血管透過性が上がるために、数秒後に腫れが起きます。ケガをしたときに好中球やマクロファージといった細胞が集まってきて腫れるのとは違い、神経が神経ペプチドを放出し、直接血管の中から水分をドーンと出す指令を発することで、瞬時に腫れてくるのです。

ほかにも神経は神経ペプチドを介して、プロスタグランジンという炎症性発痛物質を出させて炎症を増悪させたり、セロトニンというホルモンなどを出させるなど、さまざまな働きをしています。

ですから、神経の働きがおかしくなると、過剰にプロスタグランジンを出してしまうといった〝誤作動〟が起きます。組織も破骨細胞が出す酸により骨が溶けたり、さらに痛みが強くなったりしてしまうのです。

実際、電気信号を送ることで無理やり痛みを引き起こす神経を誤動作させると、健常な動物でもわざと脚を腫れさせることができたという実験もあります。また逆に、痛みを発している神経に局所麻酔を入れればその部分を腫れないようにすることができます。神経ブロックによる治療などは、そこから先に一旦痛みの信号がいかないようにして痛みや腫れの悪循環を抑えるもので、この応用ともいえると思います。

また、私たちの体には下行性疼痛抑制系といって、末梢神経から上がってくる痛みを脊髄のところでブロックするシステムが備わっているのですが、神経が何らかの原因で障害されると、このシステムが十分に働かなくなって、痛みを強く感じるようになることがあります。

この下行性疼痛抑制系は、モルヒネやノルアドレナリン、セロトニンによって活性化し、痛みが脳に伝わりにくくなることが知られています。抗うつ剤などは、ノルアドレナリン、セロトニンの脊髄での濃度を上げることが知られているので、実際の治療でも使われているわけです。

ただ、すでに神経が誤作動を起こす状態に変化してしまっていると、なかなか完全にはコントロールすることができないことも多いのが現状です。

線維筋痛症について今、わかっていること

慢性疼痛の中でも近年注目が高まっている、線維筋痛症にもふれておきましょう。体のあちこちに激しい痛みが起こるのですが、血液検査や画像診断では異常がないことを特徴とする病気です。

95パーセントが女性で、うつを併発したり不安な状態になったり、集中力がなくなったりと、さまざまな症状が出てきます。

発症起点は病気や事故、手術などの外的な要因や死別・別居・解雇などのストレスに加えて遺伝的素因などさまざまな問題が指摘されており、中高年の女性に多いことがわかっています。今のところ原因は不明ですが、神経機能的には脳内の神経感作などが生じているものと考えられています。感作とは、繰り返される刺激などによって、神経の性格が変化することです。

現時点で、機能的な疼痛病態と考えられている線維筋痛症の患者さんは、一般の整形外科など普通の医師からは、よくわからないということで、避けられがちになることが少なくありません。検査をしても、これといった異常も発見できないのに、とにかく痛い痛いと言う。難しことを訴える面倒くさいおばちゃんが来た、困ったぞ、という扱いになってしまいがちなのです。

そして結局、患者さんは「気のせいでしょう」とか「心の問題ですね」と言われてしまう。これでは、「あんたは、体は問題ないのに、心が弱い」と言われているようなもので、患者さんはますます苦しむことになってしまいます。

これは線維筋痛症の患者さんに限った話ではないのですが、そもそも本当は、心の問題も神経科学的にいえば脳の化学反応なので、そこも含めて、中枢神経の反応だ、という概念が必要なのです。

こうした流れを受け、国際疼痛学会（ＩＡＳＰ）では、ノシプラスティックペインという概念を新たに定義したほか、ＷＨＯと共同で原因が神経圧迫など器質的な病態で説明でき得ない慢性疼痛の分類方法を作成しました。線維筋痛症に限らず、神経が性格変化を起こすことで起きると考えられる慢性疼痛を、新しい概念として分類しようというものです。病気をきちっと分類し、できる限り診断を明確につけていくことは、治療の精度を上げていく上で非常に重要です。

ちなみに、ノシプラスティックペインの日本語訳は、まだ正式に決定していません。今現在、慢性疼痛学会や麻酔科学会をはじめ、日本の痛みに関連する8つの学会が2人ずつメンバーを出して議論中で、２０２１年中には決定する予定です。

末梢神経から痛みの刺激が届かなくても、脳が痛みを感じる仕組み

第1章でもふれましたが、私は整形外科医として仕事を続ける中、さまざまな実験結果や臨床経験を経て、最終的な問題は脊髄ではなくて、やっぱり脳なんじゃないかと考えるようになっていました。

そこで転機になったのが、アロディニアの患者さんに痛み刺激が起きたとき、脳の反応がどうなっているのかを調べた実験です。ここは重要なポイントなのでもう一度簡単にふれておきます。

健常者とアロディニアの患者さんに協力してもらい、手に実際の痛み刺激を与え、ＭＲＩで脳内の活動領域を確認してみると、アロディニアの患者さんは痛覚が伝わっているはずの視床《ししょう》に反応が出ませんでした。刺激の信号が脊髄から脳に入るときに最初に通るのが視床だから、健常者に痛いことをするとまず視床が活動します。でも、慢性疼痛の患者さんは視床の応答が低下している。だけど痛い。それでいて、視床か

ら先の、脳の感覚や情動を感じる部分は、普通に痛いような状況を示す活動をしていたんです。

次に行った実験では、手にアロディニアがある患者さんに、手を触られる映像を見てもらったところ、記憶やうつと関係している前頭前野と、不快な情動に関与する前帯状回と呼ばれる部分が興奮し、痛みを感じているという結果が出ました。患者さんは、視覚だけの疑似体験でも痛みを感じるわけです。

つまり、慢性疼痛の中には、脊髄から下の神経の誤作動だけで説明がつくものだけではなく、脳の中で何か不思議なことが起きているとしか考えられないものがある、という結論に至ったわけです。

このあたりは、まだわかっていないことも多いのですが、最近の『Nature レビュー誌』によれば、脳の中で不快な情動と関係している前帯状回から、脊髄の感覚神経のところに信号が伝わっていて、末梢神経から普通に入ってきた痛みの信号に影響を及ぼしているんじゃないか、ともいわれています。

つまり、末梢神経から普通に入ってきた感覚は、前帯状回からの信号によって、アクセルをかけられたり、ブレーキをかけられたりしている可能性がある。つらいとか悲しい、悔しいといった情動次第で、ちょっとした痛みがすごく痛くなったりすることがあるということです。

もしも、こうした仕組みが脳の中にできあがってしまったら、ケガが治って末梢神経からの痛みの信号が届いていなかったとしても、あるいは、痛みの信号が非常に小さなものだったとしても、私たちは強い痛みを感じてしまうことがある、ということになるわけです。

痛みを感じ続けていると、脳が小さくなる

痛みと脳については、近年の研究で、ほかにもいろいろなことがわかってきました。たとえば、脊髄損傷を起こすと脳の中でミクログリアという炎症などを担う細胞が活性化する、という報告があります。この実験で興味深いのは、ラットの脳の視床のＶＰＬ核という部分に、ミクログリアの活性が上がる物質を直接入れてみると、脊髄

損傷を起こしたラットと同じように、痛みに敏感なラットになったという点です。つまり、脳に異常を起こすと脊髄を損傷したのと同じような状態が起きる、ということです。

また、ずっと痛かったり、ずっと体を使わなかったりすると、動物でも人でも、脳が小さくなることは、以前からわかっていました。

部分的な脳の縮小については、ＰＴＳＤ（心的外傷後ストレス障害）でヒトの脳の海馬《かいば》が小さくなっていることが、すでに20世紀のうちに判明しています。ＣＲＰＳなど慢性疼痛でも脳が縮小するというのも有名な話で、最近になって、線維筋痛症などでも脳の縮小が起こることがわかってきました。

さらに、最近のＭＲＩは、形だけではなく成分を解析できるようになっていますが、痛みを感じ続けていると、脳は小さくなるだけではなく、物質的にも変化が起きるということもわかりつつあります。

もうひとつ興味深いのは、慢性疼痛の人は、脳が疲れてしまうという事実です。

私たちの脳の中には、ぼんやりと安静にしているときだけ活動が活発になる領域がところどころにあって、互いに連携をとっています。いわば脳のアイドリング状態を司っている領域で、これをデフォルト・モード・ネットワーク（以下ＤＭＮ）といいます。

慢性腰痛の患者さんは、ＤＭＮの活動が健常者よりも高いことが明らかにされています。すなわち、慢性疼痛の人は、普通の人ならぼーっとしているときも、痛みや不快な感情によって、ずっとＤＭＮが活発に働いていることが考えられます。

それだけ脳は休んでいないし、大量のエネルギーを使い続けていることになります。電気信号を出し続けているだけでなく、神経伝達物質も出し続けていることになるので、当然、細胞はお疲れモードになり、小さくなってしまうのだろうと考えられるのです。

ストレスが慢性疼痛の原因になっていることも

では、そもそもなぜ、脳や神経は慢性疼痛を感じる状態になってしまうのでしょうか。同じようなケガをした人でも、慢性疼痛になる人とならない人がいるし、症状の程度もさまざまです。このあたりは、まだわかっていないことも多く、非常に難しい問題ですが、事故や手術、出産、離婚など、大きなイベントがきっかけになることが多いと感じています。バックグラウンドとして、厳しい家庭環境で育ったとか、遺伝的な素因、更年期などの年齢的なものなど、それ以外のファクターも複雑にからんでいるでしょう。

そのほか、忘れてはならないのが、ストレスの影響です。普通に働き続け、社会的にも順調に歩んできた方が突然慢性疼痛になってしまう大きな原因のひとつは、おそらくストレスです。

私たちの体は、自律神経の支配を受けて、常にさまざまな反応をしています。主に活動時に優位になる交感神経と、主に休息時に優位になる副交感神経がバランスよく適切に働くことで、生命活動が維持されています。ストレスが自律神経の働きを乱し、心身の調子に悪影響を与えることは、皆さんもご存じでしょう。

たとえば、暑くなれば自律神経が働いて、人間の体は温度を調節しようと一生懸命汗を出します。恐怖や危険にさらされたときも、緊急事態に備えて血圧や心拍数などが一気に上昇します。自分が自覚していようといまいと、ストレスを受けると体は反応するんです。

汗を出したり、血圧や心拍数を上げたりすると、相当エネルギーを消耗します。脳がストレスを感じたことでそうした反応がずっと続いていれば、心身が疲れ、調子が悪くなるのはある意味、当然です。

もちろん、精神的なストレスでも同じです。たとえば医師が患者さんの前で、「うーん、この数値はちょっとおかしいな」と、聞こえるか聞こえないかくらいの声でつぶやいたとしましょう。もうそれだけで、患者さんは調子が悪くなってしまうことは想像に難くありません。

また、それまで成功を続けてきた人であっても、また次も成功しなければいけないというプレッシャーを感じているはずです。それがストレスとなって、ある日突然、痛みや病気となって現れてくるのです。

私自身、テキサス大学に留学していた間は、毎日毎日下痢でした。不整脈も出ました。楽しかったし嫌だったわけではないのですが、留学させてもらったからには絶対に成功しなければというプレッシャーは相当なものだったのだと思います。

体にもかなり負荷がかかっていました。実験は毎週水曜日にはじまるのですが、私に割り当てられた時間は午前3時から翌日の昼過ぎまででした。そこしか空きがなかったのです。当然、前日は寝られません。4時半くらいに指導して下さるウィリス先生が来てくれるまでは、地下の研究室に私と麻酔がかかったサルだけ。それは苦しかったです。

真っ白いおしっこが出たときはさすがにビックリして、泌尿器科に進んだ同級生に電話をかけたほどです。「それは結晶尿が出てるんや」と言われ、自分で塩酸を入れて確かめてみたのを覚えています。

とにかく、私たちの体調は、思っている以上に、環境や精神状態によって簡単に崩れてしまうし、それが痛みに影響を及ぼしていることは決して少なくないのです。

怒りや恨み、後悔が痛みを強くすることもある

重症の慢性疼痛の患者さんは、痛みも相当につらいのですが、それ以上に情動のほうで苦しんでいる方が多いのは間違いありません。つまり、苦しい、悲しい、腹立たしいといった、感情面で苦しんでいるのです。

中には、怒りや恨み、後悔によって痛みが強くなったり、長引いたりしてしまっている方もいらっしゃいます。

ある患者さんは、ケガをして足の手術をしたのだけれど、その後痛みがずっと出るようになってしまって苦しんでいました。何件か病院を回り、その手術は失敗されたのだろうというようなことを、何人かの医師から言われてきたと言っていました。

この医師たちの対応は、ある意味問題です。患者さんにしてみれば、「自分は手術に失敗された人間なんだ」と、烙印を押されてしまったようなものだからです。このような烙印（スティグマともいう）により痛みが慢性化していくサイクルに入ってい

る方が少なからずいらっしゃいます。当然、ケガをしたこと、手術したことへの怒りや後悔などが生じてしまいます。

先ほどの患者さんの話に戻しましょう。我々のセンターでの加療でいろいろと活動レベルが上がってきた患者さんでしたが、ときどきまた前の手術のことを言ったりしていました。そこで、信頼関係ができたしもう大丈夫と考えた私は、「そろそろ手術で失敗されたことを忘れて、次のステップに行きましょう。過去と他人は変えられないので、ずっとその先生を恨んでいたら前に行けないからね」というようなことを話したのです。

患者さんは「そうですね」と言ったのですが、そのあとから、すごく症状が悪化してしまいました。なんとか自分で歩けていたのに、歩けなくなってしまったのです。

私が言ったことはある意味正しかったかもしれませんが、言う必要はなかったと今は思っています。患者さんは指摘されたことで、それまで自分では明確化していなかった恨みの部分に確信を持ち、意識が集中してしまったのでしょう。そして感情が症状を悪化させ、痛みを増強させてしまったとも考えられるのです。

尊敬する田口敏彦先生（前山口大学整形外科教授）はよく、「嘘は言ってはいけないけれど、本当のことはもっと言ってはいけない」とおっしゃっておられましたが、やはり、人に介入するのはとても難しいことです。

慢性疼痛は第三者との関係性で良くなったり悪くなったりもするのですが、いくら第三者が相手を思って行う対応であったとしても、残念ながら良い結果につながるとは限りません。

実際、恨みが関係して痛みが続いている人は少なくないのですが、医療における恨みの研究というのは、まだほとんどされていないのが現状です。

アメリカで１９７０年代に生まれた、怒りを自分でコントロールする「アンガーマネジメント」を応用して恨みをコントロールできないかと考えたこともありましたが、あまりうまくいきませんでした。アンガーマネジメントでは、自分がどうして怒っているのかに気づき、それを冷静に説明するといった手法がとられますが、恨みは怒りよりもっと深い感情であるため、コントロールしづらいのです。

自分の恨みに気づくことで良くなる人もいるけれど、かえって悪くなってしまう人もいる。そうなると、気づかないほうがまだいいという話にもなってきます。このあたりは、人によって、またタイミングによって、選ぶべき対応は変わってくるでしょう。非常に難しい問題だと、いつも感じています。

痛みが治ってしまうと、都合が悪い場合がある

重い慢性疼痛の方の中には、疾病利得《しっぺいりとく》の問題が複雑にからんでいるケースも少なくありません。疾病利得とは、病気である状態のほうが、何かしら得することがあるという意味です。ある女の子のケースにふれておきましょう。

彼女は、最初、ちょっと足首を捻挫しただけだったのに、膝まで痛くなって車イスになってしまっていました。調べてみると、足の骨が薄くなり、膝の関節も固まって動かなくなっていました。

よくよく話を聞いてみると、彼女が小学生のときに両親が離婚し、長らく施設で育てられていたけれど、今はお父さんと住んでいるといいます。実際、診察には、お父

さんくらいの年齢の男性と一緒に来ていました。

しかし、その男性は診察室には一緒に入って来ないんです。おかしいなと思って聞いてみたら、実はお父さんではなかった。つまり、その女の子にしてみれば、その男性と一緒にいれば、とりあえず衣食住はなんとかなるという環境ができてしまっていたわけです。こういう状況にはまり込んでしまうと、なかなか病気が良くなりません。

ですから私はいつも医学生に、お金や愛情はさまざまなものに関係していて、それで世の中は動いているということを知っておく必要があると話しています。激しい痛みを感じ、それに耐えなければ生きていけないほど過酷な状況で生きている人々が、実際にたくさんいます。

慢性疼痛の患者さんを診ていて、特に難しいと感じるのは、社会保障などが関与しているケースです。

たとえば、通勤途中で交通事故に遭い、それから長引く腰部の疼痛で仕事を休職し、10年以上労災年金を受け取っている人がいました。もちろん、嘘をついているとか、そういう話ではありませんが、長らく家にいて、腰が痛いので動かずにいるわけです。

ただ何年も休んでいて新しい仕事に就くのは、今の体力ではそう簡単なことではないでしょう。となると、この痛みがあるから自分は働けないんだ、と考える難しい図式ができあがってしまうのです。

もちろん、私の患者さんの中には、社会保障のシステムを使いながら社会復帰し、最終的に痛みもなくなり、完全に自立した人も多くいます。どのように寄り添いながらアドバイスしていくのが最良なのか、考えさせられます。

痛みは、関係性によって左右される

第4章の最後にふれておきたいのが、痛みは関係性によって大きく左右されるということです。

痛みは主観的なものなので比較しにくいのですが、実際、同じ刺激であっても、ものすごく痛く感じる人もいれば、それほど痛いと感じない人がいます。こうした違いの大きな要素と考えられているのが、幼い頃の保護者との関係性です。

丸田俊彦先生が書かれた『痛みの心理学』から、ソーシャル・リファレンシングの話を紹介しておきましょう。

そもそも人は、痛みの概念を幼い頃に身近な大人から学んでいます。多くの場合は母親からです。小さな子どもが痛いと感じるかどうかは、痛みそのものだけではなく、一緒にいる母親がどんな反応をするかに大きく影響されるということです。

わかりやすい例をひとつ挙げると、両親の不和に伴う温かさのない環境に育った子どもは、痛み行動に走る傾向が大きくなります。たとえば、いつもは親に甘えることが許されないけれど、病気やケガのときは優しくしてもらえるからです。

反対に、いつも親に愛情を注がれ、痛ければちゃんとケアされるような不安のない幼少期を送ってきた人は、痛いときに必死に訴える必要もなく、不安も少ないため、痛みに対して強くなることがあり得ます。

いずれにせよ、5歳くらいまでの幼い頃の経験値が、大人になってからの痛みの感じ方を左右するということです。痛がったときに、親がすごく優しくしてくれたとか、もしくはその反対だったとか、そうした経験が積み重なって、その人の痛みや痛み行動の根拠になっていくのです。

同じ痛みであっても、さまざまなバックグラウンドによって感じ方は違ってくるし、同時に、体の反応もまったく変わってきます。痛みに弱ければ、すぐに交感神経系が興奮して、心臓もドキドキしてくるし、汗もかいたり、手足も冷たくなったりします。でも、痛みに強い人は、そうした身体的反応も出にくくなる可能性があります。

また、大人になってからも、会社での人間関係や家庭でのドメスティック・バイオレンスといった経験など、一緒にいる人との関係性によって、痛みの感じ方や痛み行動は変わってきます。

たとえば、慢性疼痛の彼氏の世話をしてあげたい彼女と、ずっと彼女にそばにいてほしいと願っている男性の組み合わせだと、痛みはなかなか良くなりません。実際には、そんな単純な話ではなく、関係性が痛みに与えている影響は個々のケースで異なり、非常に複雑です。

丸田先生は本の中で、「疾患中心から患者中心の治療へ」ということをずっとおっしゃっていましたが、最後には「患者中心から関係性中心へ」とおっしゃっていました。やはり、なかなか良くならない慢性疼痛の患者さんを診る以上、私たちはそうした患者さんの背景や関係性にも目を向けていかなければならないと思っています。

第5章

慢性疼痛治療の今とこれから

1年に1回はきちんと検査する

第5章では、慢性疼痛《とうつう》を抱えていらっしゃる患者さんに知っておいていただきたいことをはじめ、私が勤務している痛みセンターについて、そして、慢性疼痛治療の問題点と今後の展望などを、述べていきたいと思います。

まず、慢性疼痛で日常生活に支障があるような方は、最低でも1年に1回は、画像診断や血液検査などを受け、状況を確認していただきたいと思います。これまで、原因にこだわらないようにしましょうと言ってきましたが、定期的に調べていたら明らかな原因が見つかった、ということもあり得るからです。

実はこれは、自分の失敗もあって言っていることです。以前、足がしびれて痛いというおばあさんが来院して、ＭＲＩを撮っても何も見つからなかったため、その後は痛みを薬でコントロールしていました。それで、半年に1回はＭＲＩを撮っていたら、2年後くらいに脊髄《せきずい》に腫瘍が見つかったんです。それまでの画像をさかのぼって確認してみたら、1年前に撮ったものにも小さな腫瘍が写っていました。小さかったので、見逃してしまったのです。手術で切除したら、幸い痛みはとれました。でも、あのままずっと気づかなかったらと思うと、今でもぞっとします。

医師の中には何度も検査を繰り返すのは医療費もかさむのでよくないと主張する人もいます。でも、検査はやらずにブロック注射を何回も続けるのであれば、同じように医療費はかかります。たとえば神経根ブロック注射は1回2万円弱。自己負担額は普通6千円くらいで、結局、ＭＲＩと同じくらいかかるのです。神経痛の薬は1錠約１００円です。それを毎日5錠も6錠も飲んだら、１か月で約1万5千円。１種類だけだったとしても1年で18万円もかかってしまう。

もちろん、薬が必要なこともありますが、もし神経痛ではなく腫瘍が原因の痛みだったとしたらどうでしょう。定期的なＭＲＩ検査で腫瘍を発見した場合、手術によってその後のブロック注射も薬も大幅に減らせたかもしれないのです。どんな医療体系が本当に適切なのかは、私たちがもっと考えていかなければいけない課題といえるでしょう。

〝効かない薬〟を飲み続けても治らない

実のところ、慢性疼痛の患者さんに対しては、痛み止めを出して、あとは様子を見るだけという医師は少なくありません。それが一番簡単だからです。そして、患者さんに痛みが治まらないと言われれば、どんどん薬を増やしてしまいます。

患者さんにしても、とにかく薬を欲しがる人は多いです。自分でいろいろ調べてきて、「私は○○ですから、薬は△△を出してください」と指定してくる人までいます。

患者さんにも知っておいていただきたいのは、慢性疼痛のうち、神経そのものが傷ついて痛みが出ている神経障害性疼痛などは、薬の効果は実はすごく低いという現実です。

薬の有効性を表す指標に、何人の人がその薬を使ったら、痛みが半分になった人が1人出たか、という数字（NNT）があります。このNNTが1だったら、薬を使った人はほぼ全員痛みが半分になる、2だったら2人のうち1人が痛みが半分になる、ということです。

あるデータによると、たとえば、一世代前のうつの薬である三環系抗うつ剤のＮＮＴは３でした。有名な神経障害性疼痛の薬であるガバペンチノイド（プレガバリンなど）は４を超えます。セロトニンの働きを上げる抗うつ剤のＳＳＲＩは約４。他の薬もだいたい４です。中には７とか、10を超えてくる薬もあります。

要するに、神経障害性疼痛に使われる薬の多くが、４人飲んでも１人しか痛みは半減しないのです。この数字を聞いて、皆さんはどうお感じになるでしょうか。薬といえば、もっと百発百中で効くものだと思われていたのではないでしょうか。

もっと飲む量を増やせば効くという声も一部の医療者や企業からは聞こえてきますが、ふらつきや眠くなるなど副作用の問題もあり、必ずしも現実的ではありません。

それから、こんなデータもあります。神経障害性疼痛の痛み止めに使われるガバペンチノイドＡ薬の治験結果です。使用量３００mgでプラセボ薬と効果を比較した場合、Ａ薬は28日目に６近かった痛みが４まで下がるのですが、プラセボ薬も28日目には６近かった痛みが５近くになるんです。ということは、その時点では、プラセボでは得られないA薬ならではの効果は約1しかない、という風にも読み取れるわけです。

つまり、基本的に痛み止めを出すだけの慢性疼痛の治療は、すでに限界にきていると私は思っています。

だから、私たちはもっと別の対策を考えなければいけません。精神的・社会的ケアや運動療法はもちろんですが、たとえば、痛みを抑制する仕組みである下行性疼痛抑制系を活性化する薬とか、痛いところだけにピンポイントで効く薬とか、そうした薬の開発です。

ですから、薬の開発に携わっている研究者や製薬会社さんには、できる限り副作用がない薬を作っていただきたいと思っています。実際、「ドラッグデリバリーシステム」といって、薬を必要最低限の量で、必要なときに必要なところだけに届けるシステムが、盛んに研究されています。そうした効き目を研ぎ澄ませた慢性疼痛の薬の開発を、心から期待しています。

これまでの医療の範疇に留まっていたら、治せない患者さんがいる

慢性疼痛の治療法については、ここ数年で分類方法や治療法などがかなり整理されてきました。でも実際には、方程式通りの治療で治る患者さんばかりではありません。特に痛みセンターに来られる患者さんは、教科書通りの対応では良くならない患者さんがほとんどです。

問題は、そうした患者さんにどう対応するか、です。薬を出して終わり、では話になりません。少なくとも、共感性を持って患者さんの話を聞ける医療者でないと、患者さんは私たちに心を開いてはくれません。医師をはじめとしたスタッフたちには、この患者さんを絶対になんとかしたいんだという強い意志が必要です。

そして、医師がそうした強い意志で介入していくと、どうしても医療の範囲に留まらないところまで話が及んでいきます。実際、なかなか良くならない患者さんには、つらい背景を持っておられる方も多いです。たとえば、子どもの頃に虐待を受けてい

た、ドメスティック・バイオレンスを受けている、家族関係が破綻して非常に苦労している、発達障害を抱えている、事件・事故の被害者であるといった、重い事実を抱えているのです。

そうした患者さんたちの症状は環境要因も絡むため概して重く、薬だけではなかなか良くなりません。

痛みに限らずですが、周辺環境や人間関係はしばしば人を苦しめ、人の行動を変え、体調に影響を及ぼします。

「毎日主人に殴られているんです」と言いながらも別れられない人がいるとします。その人が夜も寝られずに肩や首の痛みがあるとした場合に、医療という立場から「あなたの場合はおうちの環境が悪いのでご主人と別れて…」などと離婚を勧めることは困難です。また、仮に何かをきっかけに離婚したとしても、往々にして似たような男性と一緒になってしまい、自分を取り巻く環境は変わらず慢性疼痛も苦悩も合わさって強くなることもあるのです。

親子関係に問題がある場合はもっと大変です。基本的に血縁があるほうが、叩き合いをしたり、愛憎が混ざり合った非常に根深い問題になっていたりします。しかも、簡単には別れられませんし、こうした患者さんたちに元気になってもらうためには、医療人として支援するだけでなく、何か社会的なサポートシステムが必要でしょう。「それは医療の範疇なのか？」とか「痛みセンターでそこまでやるのは違うんじゃないか」と言っている人もいますが、「私がセンター長の間はそこまで分析して、できることを考えるんだ」と言っています。

なぜなら、これまでの医療で治せない患者さんがいるのであれば、我々は恐れずに、その先に挑戦していかないといけないのです。そこで立ち止まったままでいるのであれば、痛みセンターを名乗る必要はないと、私は思っています。

最後に必要なのは、その人の〝居場所〟がちゃんとあるということ

慢性疼痛で働けなくなっている患者さんの中には、長らく家で過ごす中で、働く意欲を失い、何もせずそこが安住の地になってしまっている人もいます。あるいは障害

年金などの社会保障によって、前へ進めなくなっている人もいます。

そういう慢性疼痛や新型うつなどで引きこもってしまっている人たちをどうやって社会に引き戻していくのか。これは、とても大きな課題です。周りが優しくしたり、社会として補償をしていくだけでなく、患者さんたちが自立できる環境やシステムを作っていくことこそが、本当に必要だと思うのです。

やはり仕事は重要です。コミュニケーションが苦手な人がコミュニケーション能力が求められる仕事に就くと、確実に病態に影響して痛みが強くなったりします。そういう人にはコミュニケーション能力がなくてもできる仕事を斡旋してあげればいい。日本にはこうした医学的・科学的分析に基づいた斡旋システムが整っていないので、そこがそもそも問題です。

ある慢性疼痛の患者さんで、元々は医療関連の仕事に就いていたけれど、コミュニケーションがとても苦手で心身ともにつらくなって辞めてしまった人がいました。でも、その人にトラックのドライバーの仕事を斡旋してあげたら、とても良くなったんです。「肉体的には疲れるけれど、精神的にはラクになったので、この仕事なら続けていけます」と言っていました。

やはり人は、人間社会に自分の居場所があることで生きていけるわけで、慢性疼痛の治療という意味でも、患者さんの居場所作りというのが、次の戦略として必要だと思っています。

基本的にコミュニケーションをとれる人が優秀でそうじゃない人は駄目だとか、勉強ができる人が優秀でそれ以外は優秀でないという発想は大きく間違っていると考えています。たとえば、アスペルガー症候群のような人は、接客業務は苦手でできなかったとしても、ものすごく細かな仕事をずっとやり続けたりする能力に非常に長《た》けていたりします。それはほかの人にはできない優れた能力なので、特性に合った仕事場があることで生き生きとした生活につながりますし、結果として痛みに囚われる確率も減ることになります。

今の世の中は、何でも標準的にできる人が普通であって、そうでない人はアブノーマル、落ちこぼれとされてしまう。実はそれが慢性疼痛の原因になっていることもあるわけです。ですから医療と外をつないでいくような仕掛けを、もうちょっと作っていかなければならない。そこのところが、私たち自身、まだ十分にできていません。

そういう意味でも、これからは企業の協力もポイントになってくると感じています。いろいろ働きかけていますが、これがまた、難しいです。愛知県には大きな会社もいっぱいありますが、有名なところでもなかなか理解してもらえないのが実情です。企業が踏み込みにくいのは、恐らくその背景に業務効率という部分があるのだろうと思います。

発達障害やうつ、慢性疼痛などを抱えている人の場合、その人が出社しないほうが会社はうまく回るけれど、法律的に解雇にはできません。だから出社しない状態に患者さんをしておく、といったケースもたまにみられます。

今後、高齢者なども活躍できる働き方改革を進めるのであれば、まずは痛みを持ちながらも、病気を持っていても働くことができるシステムを構築しなければいけないはずです。現状、うつに関してはいろいろと対策を考えている企業が増えていますが、慢性疼痛に関してはまだまだです。

現在、厚労省の研究班では産業医の先生たちの学会にも働きかけて、企業にアプローチしたいと話を持ちかけているのですが、なかなか話は進みません。これは私のライフワークなので、なんとしても前へ進めていこうと思っています。

痛みセンターの対応とペインキャンプ

私がセンター長を務めている愛知医大病院の痛みセンターについても、少し紹介しておきたいと思います。痛みセンターは、愛知医科大・学際的痛みセンターの臨床部門です。

学際的痛みセンターは、痛みの基礎研究において世界的権威で在られた故熊澤孝朗先生が、「慢性疼痛治療には学際的治療および研究が必要である」という信念から作られたもので、２００２年、国内初となる、痛みに対する集学的な治療・研究施設として誕生しました。

設立当初は麻酔科の先生方で運営されていましたが、その後、センターをさらに有効に機能させるべく、整形外科も協力して運営すべきだということになって、２００

7年、私がセンター長に就任しました。

現在、痛みセンターは、頭痛、腰痛、肩こり、各種神経痛、手術後の痛みをはじめ、原因がはっきりしない痛み、病気やケガが治って痛みだけが残ったものなど、慢性的な痛み全般を治療対象とし、総合的に診断・治療を行っています。

主なメンバーは、麻酔科医、整形外科医、精神科医、歯科医、看護師、理学療法士、臨床心理士で、常勤スタッフが多いのが特徴のひとつです。

たびたびふれてきた通り、痛みセンターの患者さんは、何件か病院を回ってきた方ばかりです。ご本人の意思で紹介状を持って来られた方もいれば、前の病院の医師の判断で来院されることもあります。

いずれにせよ、我々の痛みセンターでは、改めてさまざまな検査をひと通り行ったり整理したりします。この段階で、結構なパーセンテージで、痛みの原因や病気が見つかっています。

たとえば、ある大病院から紹介された患者さんは、ずっとブロック注射と投薬をしても改善せず、痛みを強く訴えたり痛そうな表情をする痛み行動が激し過ぎるということで、心理社会的な治療を依頼されました。何年も検査もせずに治療だけされていたので、念のためとレントゲン検査をしたところ、骨が完全に壊れていることがわかりました。変形性股関節症だったのです。

また、線維筋痛症という診断をつけられて来られた患者さんのケースも衝撃的でした。最初に来られたときは、全身が痛くて歩けないし、座れないという大変な状況でした。こんな痛みにはもう耐えられないので死にたいとまでおっしゃっていたのです。

線維筋痛症であれば、骨には異常ないはずですが、レントゲン検査やＭＲＩを念のために撮ってみたら、なんと脊椎《せきつい》が折れていました。それでは激しく痛んで当然です。さらに調べてみると、骨密度がすごく低い。病的骨折しか考えられないということで、最終的に内科で内分泌異常が原因とわかりました。治療の結果、ずいぶん良くなられて、ご飯が自分で作れるようになったと喜んでいらっしゃいました。

ですから、痛みの治療については、まずは体をきちっと診察して、大きな問題がないかちゃんと確認することが、やっぱりすごく大切なんです。

丁寧な説明ももちろん重視しています。〝教育は最良の治療〟という言葉があるのですが、第2章でも「お化け屋敷理論」としてふれた通り、正しい知識があると病気への恐怖心はだいぶ抑えられます。運動の必要性も納得できれば、やる気も出て、結果的に効果が表れるという、良い循環が生まれます。

それから、精神状態を確認したり、社会的ストレスはどうなっているかも分析します。社会的問題に我々がどうやって関わっていくかは、非常に難しいところですが、もし問題があればそこから脱却させてあげなければならないので、避けて通るわけにはいきません。その上で、患者さんに、痛みはあってもなんとかなるんだという確固たる自信と、ちゃんと生活していける体を手に入れていただくことを目指して、日々診療を行っています。

ちなみに、痛みセンターでは、患者さんの症状によって、ペインキャンプという独自の入院プログラムに参加してもらっています。金曜日から3泊4日を2回行うスケジュール構成です。患者さんには約3人で1グループになっていただき、医師、理学療法士、臨床心理士、看護師がチームを組んで担当しています。内容は、慢性疼痛に対する考え方の勉強と運動アプローチで、特に運動が中心です。

かなりの運動をすることになるので、患者さんは自分の体に自信がつき、体力も向上するので、減薬にもつながります。実際、ペインキャンプの効果は高く、仕事に戻っていかれる方はかなりの数に上っています。

疼痛緩和外科の誕生

実は２０２１年10月から、痛みセンターは「疼痛緩和外科・いたみセンター」と名称を変更することになりました。これは医師や理学療法士、臨床心理士、看護師などが集い幅広く協力して運営する「いたみ（痛み）センター」の機能は残しつつ、高度な痛みの治療診断技術の研鑽を行う医師集団としての診療科「疼痛緩和外科」を並行して運営していこうという目的での改変になります。

私自身、痛みセンターで10年以上チーム医療をやってきたことで、慢性疼痛の患者さんを診るときの麻酔科や精神科の知識や分析、対応方法を身につけてきました。以前、麻酔科、精神科などほかの科を専門としていた他の医師たちも同様です。私を含め、これからは痛みセンターの医師全員が疼痛緩和外科医として、以前の科を超えて総合的な診察にあたります。

このような動きをすることになった背景についてお話ししましょう。

これまで掲げてきた〝集学的〟というのは、一見理想的に見えますが、今の日本の医療システムの中では非常に危ういものです。というのも、1つの診療科として成立していないため、各科から兼任で駆り出された寄せ集めになってしまい、責任者が不在の構図になりがちなのです。

厚生労働省の「慢性の痛み政策研究事業」により、全国に集学的痛みセンターの構築が進められました。現在では35施設が痛みセンターを標ぼうしています。しかし、ほとんどのセンターは未だ兼任者のみでの運営をしているのが実情です。そうなると、主診療科の業務が忙しくなるなどにより運営方針が変わると、兼任で固めているセンターでは、たちまち運営が成り立たなくなるという、大きな弱点があるわけです。愛知医科大の痛みセンターがこれまでやってこられたのは、やはり専任の医師が7人いたことが大きいと思います。

そしてもうひとつ、現在、痛みセンターとして力を入れているのが、愛知県内の地域医療との連携拡充による立ち位置の確立です。

現状、私たちの痛みセンターの患者さんの診察待ち日数は１００日を超えていて、ほかの診療科に比べると桁違いに長くなってしまっています。たまにテレビ番組に出たりすると、東京だけでなく北海道とかからも患者さんがいらっしゃって、私たちとしても診てあげたいのはやまやまなのですが、そのために地域で待っている患者さんを診てあげられないのは、やっぱり違うと思うんです。

これまでの既存の医療で対応しえない要素を持つ慢性疼痛の患者さんを専門的に診れる医師が少ないと、どうしてもこうなってしまいます。これから、多くの患者さんに対応するためには、痛みセンターが単独で頑張るのではなく、近隣の医療機関や社会と慢性疼痛の理解を共有し、一緒に変えていく必要があると思います。

厚生労働省もそれに気づいていて、３年前から「慢性の痛みの地域ネットワーク」モデル事業を進めてきています。今回、自分が愛知医科大の地域連携担当になったので、愛知県内の慢性疼痛に関わる医師や看護師さんたちとの間で、ネットワークの円滑化を推進しています。そこでは慢性疼痛医療についての知識と情報を共有し、共に学んでいただき、後述する日本いたみ財団の「痛みマネージャー」という認定資格などもネットワークの仲間で持てる状態を推進しようとしています。

まずはこのような形で地域連携システムをしっかり構築して、地に足のついた医療を行っていきたいと考えています。そして、こうしたシステムが全国に広がり、慢性疼痛の知識と経験を持つ医師が各地に増えていくことを、心から期待しています。

疼痛医学・医療を教える拠点に

慢性疼痛はもちろんですが、急性疼痛も含めて、痛みはどの診療科にも共通する大きな問題です。しかし、外科、耳鼻科、整形外科、皮膚科など臓器別に学ぶ既存の縦割り医学教育の中では、末梢から脳に至る痛みのメカニズムや、心理社会要素のかかわりなどについて教えてもらえるシステムはありませんでした。特に、従来の医学の基本は、生物医学モデルという考え方に則ったものでした。これは、「病気には特定の原因が存在し、物理・科学的な因果関係の結果、特定の病気を引き起こす」という考え方であり、因果関係を解明し、原因を除去すれば病気が治るという論法です。

しかし、慢性疼痛には、生物医学モデルだけでは説明できないケースがたくさんあります。ばい菌を殺したら熱が下がりますというような、単純明快な答えがないことが多いのはこれまでに述べた通りです。

今の医学部の教育は、生物医学モデルが中心ですから、画像診断や検査の結果を見て「異常なし、痛みもないはずなので大丈夫」と言ってしまう医師がいるのも、無理のないことではありません。これは、私たちが今、一番考えなくてはいけない大きな課題のひとつともいえます。

このような課題に対峙すべく、学際的痛みセンターでは２０１０年から独立講座として医学部生を受け入れ、２０１３年から学生実習を、現在では必修科目として疼痛医療学の授業などを行い、横断的な観点と医師以外の医療者との協力をもって行う集学的な医療の教育の実践に努めてきています。

ところで、現在まで独立講座として麻酔科などとは別に、疼痛関係で講座化されているのは、京都府立医科大学の疼痛・緩和医療学教室だけだと思います。

今の制度だと、講座を新しく追加するのは非常に困難で、国立ではまず無理です。その理由は、どこか１つ講座を潰さないと、新しい教授のポストなどが作れないルールが基本としてあるためです。こうしたルールを変えていくには法律などを変えないと駄目で、そのためには、政治的に動く必要があります。

２０２１年の10月からは、学際的痛みセンターが疼痛緩和外科を運営している形になりますが、いずれは疼痛医学講座という組織を作り、そこが疼痛緩和外科を運営する形に持っていければと思っています。

厚生労働省の慢性疼痛対策と日本いたみ財団

高齢化社会が進むにつれて、慢性疼痛の患者さんは確実に増えているわけですが、国の対策はどうなっているのでしょうか。

厚生労働省も、「国民生活基礎調査」などの結果、多くの国民が慢性疼痛を抱えていることを把握し、社会的課題と捉えています。

２００９年には、有識者を集めた「慢性の痛みに関する検討会」が開催され、私も参加しました。２０１０年には、検討会によって「今後の慢性の痛み対策について」という提言がまとめられ、現在、それをもとに、少しずつですが、慢性疼痛に関する対策が進められています。

たとえば、提言ができたあと、すぐに厚生労働省の政策研究班が組織されました。私は班長として海外にも視察に行き、アメリカやヨーロッパの疼痛医療体制を見てきました。現在までに研究班では、認定する集学的痛みセンターを大学病院を中心に35施設に拡充し、痛みの診療やそのための医療者教育などを進めたり、難治性の痛みの登録システムなどを作り、慢性疼痛医療の診療の質の向上に努めています。ただ、現在の医療の体制の中で、慢性疼痛医療は診療報酬などが得られにくいことがあり、大きな壁となっています。

このような状況の中で今後、慢性疼痛の対応策を変えていくためには、法的整備が重要だと思います。というのも、がんの医療や障害者医療が大きく進んできている背景には「がん対策基本法」や「障害者基本法」が作られたということがあります。そこで、慢性疼痛の基本法みたいなものを作ろうと、慢性の痛み議員連盟の立ち上げも行われました。政治的なことは非常に難しいところがありますが、多くの方々の理解を得ながら、この点の推進も必要であろうと考えています。

また、慢性疼痛の患者さんに知っておいていただきたいのが、日本いたみ財団（菊地臣一理事長：前福島県立医科大学理事長兼学長）の活動です。これは、私も含めて多くの先生方がボランティア的に協力し合って、痛みの教育・研修や啓発活動を進めているものです。

その活動のひとつが、厚生労働研究班と一緒に作っている「慢性の痛み情報センター」（https://itami-net.or.jp/）というホームページです。慢性疼痛に関するビデオコンテンツをはじめ、痛みに関する言葉の解説、病院の紹介、医療従事者向けの情報など、随時アップデートしています。

そのホームページでも紹介していますが、ＬＩＮＥアプリ「いたみん」（@021qrgew）も作りました。慢性の痛み情報センターが提供する、痛みについて自動でやりとりができるＡＩチャットボットです。「やわらげる」「しる」「そうだん」「きろく」の４つのコーナーがあって、慢性疼痛をやわらげるための運動のガイダンスや、痛みの市民公開講座のお知らせ、痛みについてのＱ＆Ａをご覧いただけるほか、痛みの記録もつけていただけます。

また、厚生労働省の「からだの痛み相談支援事業」として、平日の９時から17時まで、看護師による「からだの痛み電話相談」（☎０５６１－５７－３０００）も行っています。ホームページでは、慢性疼痛の患者さんに役立つ情報をこれからもっと掲載していきたいと思っていますので、ぜひ一度、ご覧になってみてください

なお、日本いたみ財団では現在、認定のいたみマネージャーやいたみ専門医制度を構築して、それぞれが自ら研鑽をしていきつつ、多くの方々に貢献できるシステムの構築を進めています。

ナラティブ・ベースド・メディスンの大切さ

ここからは、慢性疼痛をとりまく医療の問題点について、私の思うところをまとめておきたいと思います。

医療には、エビデンス・ベースド・メディスン（ＥＢＭ）と、ナラティブ・ベースド・メディスン（ＮＢＭ）があります。前者はデータに基づいた根拠ある治療のことで、現代医療の基盤となっているものです。

一方、ナラティブとは直訳すると「物語の」となりますが、患者さん1人ひとりの話を聞いて、患者が抱える問題を、身体面だけではなく、精神的にも社会的にも汲み取って、治療方法を探る医療のことです。

近年、個々の患者さんを診るＮＢＭの重要性に注目が集まってきましたが、実際の医療の現場は、まだまだＥＢＭの上に成り立っています。

たとえば、先にふれた『慢性疼痛治療ガイドライン』では、マッサージが慢性疼痛に効くということについてのエビデンスは低いとされています。でも、ストレッチ効果もあるし、気持ちいいのでいわゆる脳内麻薬が出てラクになる人もいます。できるだけ自分でストレッチしたほうがいいとは思いますが、自分ではできない部位はあるし、思うように体を動かせない人は、マッサージを治療に応用するのはありだと思います。しかし、「ガイドライン」ではそうは書かれていません。そのあたりがEBMの限界なのです。

医療において、エビデンスは確かに大事です。でも、慢性疼痛においては、ナラティブな部分も非常に重要だというのが私の考えです。ですから、腰痛ひとつとっても、なかなか治らない慢性疼痛への対処法は、患者さん1人ひとりに対してさまざまあるわけで、どれが良くてどれが悪いとは、一概にはいえません。

実際には、患者さん1人ひとりの話をじっくり聞いて対応できるだけの時間的余裕と経験のある整形外科医は、決して多くはないでしょう。その結果、慢性疼痛に対して必ずしも適切な治療が常に行われるわけではなく、患者さんはいつまでも痛みに悩み続けることが少なくないのです。

慢性疼痛に関わる医師たちがもっとＮＢＭを行えるようになるためには、教育をはじめ、診療報酬体系をはじめとした状況を変えていくことが必要でしょう。

疼痛医療を取り巻く問題点

社会の慢性疼痛に対する理解は年々上がってきているのですが、疼痛医療を取り巻く現状は、かなり厳しいと言わざるを得ません。ちょっと生々しい話になりますが、現場の実情にもふれておきたいと思います。

今の日本の急性期病院における入院費用は、ＤＰＣ制度というもので計算されています。これは、小泉改革以降、２００３年に導入されたもので、病名で１日の入院料金が決まる仕組みになっています。いわゆる、点数制度です。

細かいことは省きますが、医療費がどんどん増えているため、国はできるだけ入院患者を早く返せ、という方向で動いています。患者さん１人あたりにかかる費用をできるだけ安く抑えよ、ということです。そして、それを実現できた病院は良い病院として評価し優遇する、という仕組みになっているのです。

成績の悪い病院は潰そうというわけです。今回の新型コロナによって状況は変わるかもしれませんが、医療費削減のこともあり、厚生労働省は公立病院の統合を進めています。

医療費の圧縮は確かに大切ですが、しかしそうなると、医療現場は慢性疼痛のように治療に時間がかかる患者さんは、そうそう相手にしてられない、という方向に流れてしまいます。

たとえば、うつや不安障害などに効果があるとされている認知行動療法などは、かかる時間に比して診療報酬の点数が低く、単刀直入に言えば儲かりません。だから、精神科の病院でも実際に行っているところは非常に少ないのです。

こうした現状がある限り、仮にどこかの病院で疼痛治療センターを作ろうという声が上がったとしても、実現はかなり厳しいです。予算がとれず、企業に頼んで寄付金をもらい、それでなんとか運営するという話になってしまいがちです。

2001年の「遠山プラン」と呼ばれる大学の構造改革の方針によって、独立行政法人化された国立の大学病院の場合は、さらにシビアです。現状、国立大学はすでに国からの交付金が毎年1パーセントずつカットされています。大学も自立自営しなさいという流れになっているわけです。

「遠山プラン」の考え方は、トップ30校に重点的な予算配分を行うことで、世界最高水準の教育研究環境を整備するといったものです。大学を競わせることで教育研究の質を高めようという理想があったようですが、現実的には、大学の中でもお金が儲けられないところは駄目だという話になってしまっています。その結果、時間がかかったり儲からない診療科は、人も予算もつかない状況に陥りつつあるわけです。

いずれにせよ、十分なスタッフがいて、ぎりぎりでも黒字で運営できなければ、医療は維持できません。幸い、我々の痛みセンターの場合は、疼痛医療を学びたいという志のあるスタッフが集まってきてくれています。入院プログラムを工夫するなどして、なんとか経営が成り立っている状況なのです。

慢性疼痛医療の未来を見つめて

痛みセンターに来てから、私はたくさんの患者さんたちと出会ってきましたが、このところ、次の段階に進まなければいけないと、強く感じています。

最大の問題は、薬やブロック注射など、既存の方法で良くならない患者さんたちをどうするのか、ということです。

私が考えているのは、やはり、自分のバックボーンでもある電気生理学の活用です。最終的に痛みを感じているのは、脳です。だから、脳に直接手を入れれば、完全に痛みを感じなくすることはできるかもしれません。現在でもガンマナイフで脳の一部を焼いて情動を感じなくする手術を行っている医師もいるようですが、それでは、脳を直接切開することで人格を変えようとしたロボトミー手術のように、感情のない人を作ってしまうことになりかねません。やはり脳に介入するのは非常に危険ですし、倫理的にも問題でしょう。

ですから、脳に入る前に、痛みの電気信号をなんとか変えたいのです。脳に入る信号を、電気で別の信号に変えてあげることができたなら、頭のほうでは痛みとは違う経験をさせてあげることができるんじゃないかと考えているわけです。うまくいけば、足がすごく冷たくなってしまう人の足も、温かく感じさせてあげることができるかもしれません。

ひとつの可能性として考えているのが、電気による脊髄刺激です。これは、脊髄に電極を入れて直接脊髄に電気を流すことで、末梢からきた痛みの信号をそれより先に上らせないようにしようというものです。今、新たに機械を導入して取り組もうとしているところです。

また、これまで自分たちがやってきた研究から、たとえば痛みを伝える神経系ではなく、下行性疼痛抑制系のように、痛みを抑える神経系を電気で刺激して活性化させるということも考えられます。

これまで述べてきた通り、神経障害性疼痛の治療薬の効果はかなり低いのが現実です。それだけでなく、副作用として眠気や集中力の低下も起きます。うつ病の薬やモルヒネのように下降性抑制系を刺激する薬では、ほかのところにも影響を及ぼしますし、依存性も出てきます。

その点、電気であれば、ピンポイントに刺激を加えることができ、眠気なども起こりません。ただし、脊髄を通っている感覚神経と運動神経は非常に近いので、感覚神経だけにフォーカスして電流が流れるようにする必要があり、簡単ではありません。

また、電気なら副作用はないかといえば、電気依存みたいな人を作ってしまう可能性はあるので、そのあたりも含めて、考えていかなければいけないと思っています。

私が将来的に実現できないかと考えていることにも、ふれておきたいと思います。それは、電気で情動をコントロールできないか、ということです。慢性疼痛は、痛みそのものより、情動で苦しんでいる人が多いからです。

第1章でふれた、「痛みは『感覚』と『情動』で感じている」を、思い出してみてください。私たちが痛みを感じるとき、感覚の信号が通る経路よりも内側を通って、脳の大脳辺縁系という部分に届く信号が、情動の信号です。これによって、私たちは「つらい」とか「苦しい」といった感情を経験することになります。

この情動の経路を電気でコントロールすることができれば、慢性疼痛の患者さんの苦しみを、少しでも軽くしてあげることができるかもしれません。

ただし、これは、まだ私の妄想の範疇の話です。今後、少しずつ可能性を探り、研究を進めていきたいと思っています。

ひと昔前、若い女性などが関節リウマチになって、関節の変形がどんどん進み、身体的なことだけでなく、うつで落ち込み、社会とも疎遠になり、苦しみもがいている様をたくさん見てきました。

現在はリウマチの新しい薬物治療が開発され、多くの患者さんの病態が改善し、身体的にも心理的にもいい方向に向かってきています。

これは、医学の大きな進歩です。他の慢性疼痛でも、医学的に挑戦を続けていく必要があると認識させられます。

これまで述べてきた通り、慢性疼痛には運動療法が有用です。ただ、痛くてつらいのに「がんばれ！　しっかり！」などと言うだけでは、なかなか難しいところがあるのも、また事実です。

筋肉をつけるには、運動とたんぱ質やアミノ酸などの栄養が必要ですが、運動もままならず、栄養もとりづらい高齢者などでは、ある意味ドーピング的な方法を考えてもいいのではないか、と思っています。

もちろん、これまでのドーピングは体に悪影響を及ぼすことはわかっていて、スポーツ分野において、使用を禁止されていることは周知の通りです。

ただ、医療として、副作用を起こさず安全に、高齢者などに提供できる薬物療法などを構築することで、少しでも痛みをやわらげられたらと考えています。ひいては、痛みが原因となって、介護に至る患者さんを減らしていけるのではないでしょうか。

痛み医療は、古代エジプト時代、そしてさらに古い時代からあったことがわかっていて、現代まで進化を続けています。私が医師になってからも、本当に多くのことが変わってきました。

恩師の山本先生は「いつまでも情熱を持って」とおっしゃって退官されました。常に今できることと、今後、痛み医療がどう変わっていくのかなどを考えながら、取り組んでいく必要があるものと思っています。

本文デザイン／青木佐和子
編集協力／上原章江

著者紹介

牛田享宏（うしだ　たかひろ）
1966年、香川県生まれ。愛知医科大学医学部教授、同大学病院副院長、学際的痛みセンター長・運動療育センター長を兼任。医学博士。1991年、高知医科大学（現高知大学医学部）を卒業後、神経障害性疼痛モデルを学ぶため1995年に渡米。テキサス大学医学部客員研究員、ノースウエスタン大学客員研究員、高知大学整形外科講師を経て、2007年、愛知医科大学教授に就任。慢性の痛みに対する集学的な治療・研究に取り組む日本初の施設「愛知医科大学学際的痛みセンター」で陣頭指揮を執っている。厚生労働省の政策研究班の班長として2018年『慢性疼痛治療ガイドライン』の作成を手掛ける。国際疼痛学会の評議員であり、2021年の『痛みの定義』の改定メンバーを務めた。日本の痛み治療をリードする存在である。

いつまでも消《き》えない「痛《いた》み」の正体《しょうたい》

2021年 9月30日　第1刷

著　　者　牛《うし》田《だ》享《たか》宏《ひろ》
発 行 者　小澤源太郎

責任編集　株式会社 プライム涌光
電話　編集部　03(3203)2850

発 行 所　株式会社 青春出版社
東京都新宿区若松町12番1号 〒162-0056
振替番号　00190-7-98602
電話　営業部　03(3207)1916

印　刷　共同印刷　　製　本　大口製本

万一、落丁、乱丁がありました節は、お取りかえします。

ISBN978-4-413-23220-3 C0047